MANUEL HOMŒOPATHIQUE

DU GOUTTEUX

OU

INSTRUCTIONS POUR SE PRÉSERVER

ET

SE GUÉRIR DE LA GOUTTE

L'auteur de cet ouvrage s'est réservé le droit de le traduire en toutes langues. Il poursuivrait, en vertu des lois, décrets et traités internationaux, toutes contrefaçons, toutes traductions ou toutes reproductions, sous forme d'extraits même, faits au mépris de son droit.

Le dépôt légal de ce *Manuel* a été fait à Melun, le 9 juillet 1862, et toutes les formalités prescrites par les traités sont remplies dans les divers pays où la France a conclu des conventions littéraires.

PRINCIPAUX TRAVAUX DU MÊME AUTEUR :

Codex des médicaments homœopathiques, ou Pharmacopée pratique et raisonnée à l'usage des médecins et des pharmaciens ; Paris, 1854, un beau vol. in-12 de 440 pages.

Mémoire sur les propriétés antiseptiques du charbon végétal pur, sur son action spécifique dans la première période des fièvres continues et intermittentes (typhus, fièvre typhoïde, choléra, peste, etc.), et sur sa vertu préservative contre la contagion de ces maladies ; Paris, 1846.

Dynamologie organique et thérapeutique, ou Traité de l'influence physiologique et pathogénique des fluides impondérables, et du pouvoir modificateur des agents thérapeutiques sur la nature, l'action et la distribution de ces fluides dans l'économie ; suivi d'un Nouveau mode de préparation des médicaments capables d'augmenter, diminuer ou modifier à volonté leur action dynamique ; Paris, 1847.

Études de pharmacologie ; Paris, 1851.

Hippomanès, par Héring, 1835, traduit par Georges P. F. Weber ; Paris, 1862.

Le Sang bleu du Crabe Royal, Xiphosura americana seu Limulus cyclops, 1848-1849, par Héring, traduit par Georges P. F. Weber ; Paris, 1862.

MANUEL HOMŒOPATHIQUE

DU GOUTTEUX

OU

INSTRUCTIONS POUR SE PRÉSERVER

ET

SE GUÉRIR DE LA GOUTTE

PAR

GEORGES P. F. WEBER

PHARMACIEN HOMŒOPATHE A PARIS

Maître en pharmacie, ancien élève interne des hospices civils de Strasbourg, membre titulaire de la Société médicale homœopathique de France, membre correspondant de la Société hahnemannienne de Madrid.

Auteur du Codex des médicaments homœopathiques.

Multa paucis.

Similia similibus curantur.

PARIS

J.-B. BAILLIÈRE ET FILS

LIBRAIRES DE L'ACADÉMIE IMPÉRIALE DE MÉDECINE
Rue Hautefeuille, 19.

Londres	**New-York**
Hippolyte Baillière, 219, Regent-street	Baillière brothers, 440, Broadway

MADRID, C. BAILLY-BAILLIÈRE, PLAZA DEL PRINCIPE ALFONSO, 16

1862

LISTE DES MÉDICAMENTS

TRITURATIONS

Calcarea carbonica (au 10ᵉ) 6 et 12. Sulfur (au 10ᵉ) 6 et 12

GLOBULES

Acidum muriaticum	(au 10ᵉ) 30	Dulcamara	(au 10ᵉ) 12
Aconitum napellus	(au 10ᵉ) 6	Graphites	(au 10ᵉ) 24
Actæa spicata	(au 10ᵉ) 6	Guaiacum	(au 10ᵉ) 24
Antimonium crudum	(au 10ᵉ) 12	Ledum palustre	(au 10ᵉ) 30
Arnica montana	(au 10ᵉ) 6	Lycopodium	(au 10ᵉ) 30
Arsenicum album	(au 10ᵉ) 30	Mercurius solubilis	(au 10ᵉ) 18
Belladonna atropa	(au 10ᵉ) 12	Natrum muriaticum	(au 10ᵉ) 30
Bryonia alba	(au 10ᵉ) 12	Nux vomica	(au 10ᵉ) 12
Bryonia alba	(au 10ᵉ) 30	Plumbum metallicum	(au 10ᵉ) 30
Calcarea carbonica	(au 10ᵉ) 30	Pulsatilla	(au 10ᵉ) 12
Causticum	(au 10ᵉ) 30	Sabina	(au 10ᵉ) 12
Chamomilla	(au 10ᵉ) 6	Sepia	(au 10ᵉ) 30
China	(au 10ᵉ) 12	Staphysagria	(au 10ᵉ) 18
Carbo vegetabilis	(au 10ᵉ) 30		

Huile d'arnica montana.

D'autres médicaments, rhus toxicodendron, par exemple, trouveront encore place dans le traitement de la Goutte; mais j'ai dû les laisser en dehors du cadre de cet opuscule, faute d'indications pratiques suffisantes.

J'ai donné la préférence aux médicaments en globules et en triturations, à l'exclusion de ceux en teintures, parce que les expérimentations qui me sont personnelles, ainsi que toutes celles des praticiens distingués qui ont bien voulu m'éclairer de leurs conseils, ont été faites avec des médicaments préparés sous forme de globules et de triturations.

J'ai réuni dans un étui portatif :

1° Les médicaments en triturations et en globules désignés dans la liste ci-dessus, *renfermés dans une boîte spéciale;*

2° Un flacon d'huile d'arnica, également renfermé dans un fourreau spécial;

3° *Le Manuel du Goutteux.*

MÉDICAMENTS
ANTI-GOUTTEUX

PHARMACIE
HOMŒOPATHIQUE
SPÉCIALE
DE
GEORGES WEBER
8. R. Nᵛᵉ DES CAPUCINES
PARIS
(Déposé.)

Les médicaments anti-goutteux sont préparés avec des soins tout spéciaux, et d'après la méthode admise dans toute l'Allemagne, c'est-à-dire, la méthode décimale (1 partie de médicament pour 9 parties de véhicule). On ne devra donc compter sur les résultats positifs, consignés dans le *Manuel du Goutteux*, qu'avec les médicaments préparés par moi-même, et portant la griffe ci-dessus avec le prénom de *Georges* en toutes lettres.

Le jugement rendu par le tribunal civil de la Seine (3ᵉ chambre), audience du 28 novembre 1861, explique suffisamment mes raisons de prémunir le public contre les manœuvres d'une concurrence déloyale.

PRÉFACE

Il pourra paraître surprenant qu'un homme, dont la vie n'est pas consacrée à l'étude et à la pratique de la médecine, ait osé écrire sur la Goutte. Tant de médecins illustres ont abordé cette redoutable question sans la résoudre d'une manière définitive, que mon entreprise sera certainement taxée de témérité.

Peut-être me serait-il permis de me justifier en invoquant le souvenir d'études antérieures, en rappelant que, fils de médecin, ayant été interne d'un grand hôpital pendant quatre années, les sciences médicales ont été souvent, de ma part, l'objet de consciencieuses études ; mais ce seraient là de faibles excuses. En fait, je suis pharmacien, et je devrais, comme tel, m'abstenir d'envahir un champ qui ne m'appartient pas.

Mais j'ai encore un autre motif à faire valoir, si je n'ai pas l'honneur d'être médecin ; j'ai eu le malheur de payer tribut à la maladie qui fait le sujet de ce mémoire, et il m'a fallu appeler à mon chevet des hommes capables de diriger mon traitement. Leurs conseils ne m'ont pas manqué au jour de la douleur, et il m'a semblé que la meilleure expression de ma reconnaissance serait de réunir les indications qu'ils m'ont données : car de cette manière je pouvais rendre hommage à leur talent et être utile aux malades. Tel est le double but que je me propose.

J'aurai peu de choses à dire sur la division de ce travail. Après avoir rappelé quelques-unes des notions indispensables à connaître au sujet de la pathologie de la Goutte, j'ai consacré un chapitre à l'hygiène et à la prophylaxie de cette affection, et un autre à sa thérapeutique. Ces trois questions embrassent toute l'étendue de ce mémoire. J'ai constamment essayé, dans sa rédaction, de rester fidèle observateur des préceptes de Hahnemann, ce qui m'était d'autant plus facile, que j'avais seulement à raconter ce que j'avais entendu et enregistré.

Je soumets cet essai avec déférence aux médecins homœopathes, et j'espère qu'ils accueilleront avec bienveillance ma modeste tentative.

MANUEL HOMŒOPATHIQUE
DU GOUTTEUX

OU

Instructions pour se préserver et se guérir de la Goutte.

PREMIÈRE PARTIE

PROLÉGOMÈNES

La Goutte, autrefois désignée sous le nom générique d'*Arthritis* (1), et appelée *Podagre, Gonagre, Chiragre*, etc., selon qu'elle occupait les pieds, les genoux, les poignets, etc., est une maladie connue dès la plus haute antiquité. Hippocrate, Arétée et la plupart des anciens auteurs de médecine en ont retracé l'histoire ou en ont décrit des symptômes. Les poëtes grecs et latins, et surtout Lucien, dans son *Tragopodagra;* Horace et Juvénal, dans leurs *Satires*, en nous initiant aux misères de leur

---

(1) De Ἀρθρῖτις, ἀρθρῖτις νόσος, mal articulaire.

temps, nous ont appris que l'affection goutteuse n'était alors ni moins fréquente, ni moins impitoyable que de nos jours.

Le nom *Goutte* paraît être originaire du moyen âge. Aussi peu scientifique que l'époque où il a pris naissance, il se rencontre pour la première fois chez un auteur du xiiie siècle (vers **1270**), nommé Radulfe, qui supposait, avec ses contemporains, que les douleurs étaient déterminées par un liquide distillé *goutte à goutte* sur le lieu malade.

Bien que faux en principe, le nom de *Goutte* n'en a pas moins fait son chemin dans le temps et dans l'espace. Grâce au latin de l'époque, il s'est répandu sous le nom de *Gutta* dans toute l'Europe, et il s'est conservé jusqu'à ce jour en passant dans les langues vulgaires : anglaise (*the gout*), espagnole (*gota*), italienne (*gotta*), allemande (*gicth*), etc., aussi bien que dans la langue française.

Or, comme aujourd'hui même, et malgré les incessantes acquisitions de la science, on n'est pas encore fixé sur la nature véritable de l'affection qui nous occupe, nous conserverons le nom de *Goutte,* non point parce qu'il définit la maladie, mais, au contraire, parce qu'il ne préjuge rien sur sa nature intime, et puis aussi parce qu'il est généralement adopté.

§ I. Qu'est-ce que la Goutte.

La Goutte est une affection générale de tout l'organisme, des liquides aussi bien que des solides, qui peut attaquer tous les tissus, toutes les parties du corps; mais qui, néanmoins, affecte de préférence certains tissus, certaines régions, certaines articulations.

Il n'est pas possible, dans l'état actuel de la science, de donner une définition complète et irréprochable de la Goutte. Nous la voyons se développer sous l'influence des conditions les plus diverses en apparence, mais qui toutes, néanmoins, se résument en une altération profonde des humeurs, survenue à la suite d'un trouble apporté dans quelque sécrétion importante. C'est le plus ordinairement la sécrétion urinaire qui est viciée, et c'est même ce qui a fait imputer les accidents goutteux au séjour, dans le sang, de quelques principes de l'urine qui auraient dû être éliminés. — Mais il est évident que la sécrétion urinaire n'est pas la seule fonction atteinte, et qu'un dérangement dans les sécrétions du foie, des intestins et de la peau, est souvent et très-intimement lié à l'affection qui nous occupe.

— Il en est de même de certains écoulements normaux ou pathologiques, tels que les règles, les hémorrhoïdes, les exutoires, dont la suppression coïncide assez fréquemment avec une attaque de Goutte.

Toutes ces circonstances, sans nous édifier complétement sur la nature intime de cette affection, tendent néanmoins à établir une relation de cause à effet entre ces différents accidents et l'invasion des douleurs de la Goutte.

Quoi qu'il en soit, les auteurs qui ont écrit sur cette maladie l'ont considérée successivement : celui-ci comme une affection du système séreux, celui-là comme siégeant dans le système fibreux ; d'autres, eu égard à sa mobilité, l'ont placée dans le système nerveux. L'école dite *physiologique* en a fait une affection purement inflammatoire. Dans ces derniers temps, on a cru pouvoir la désigner tout simplement sous le nom de *diathèse urique.*

Dans chacune de ces opinions, il y a quelque chose de spécieux, même de vrai; mais il nous semble qu'elles pèchent toutes par leur base, car elles ont pour objet de localiser dans un tissu, dans un système d'organes ou dans un liquide, ce qui occupe à la fois tous les tissus, tous les organes, tous les éléments constitutifs de l'organisme. Dans la Goutte, en effet, il y a lésion du système séreux, comme il y a lésion des systèmes fibreux et nerveux; il y a également un élément inflammatoire; le sang luimême est altéré dans sa composition, et le fait rapporté par Haller, de graviers trouvés dans le sang d'une saignée, chez un goutteux, a été confirmé depuis lors par les analyses chimiques. Mais il n'y a, dans toutes ces lésions, que des faits matériels, au-dessus desquels il faut placer un facteur plus essentiel : le trouble apporté dans l'action de la force vitale.

Nous pourrions sans doute hasarder à notre tour quelque nouvelle définition de la Goutte, en insistant sur l'enchaînement et la succession des phénomènes qui précèdent et accompagnent les accès; mais il nous faudrait entrer pour cela dans des développements considérables, sans grand intérêt pour le lecteur; or, nous avons trop hâte d'arriver au cœur de notre sujet pour perdre notre temps aux vaines digressions.

§ II. **Étiologie**.

OÙ ÉTUDES DES CAUSES DE LA GOUTTE.

Les causes de la Goutte se divisent en *causes prédisposantes* ou *éloignées*, et en *causes prochaines, déterminantes*, ou *occasionnelles*.

Parmi les *causes prédisposantes*, il faut noter en première ligne l'*hérédité*.

Le mot hérédité, en pathologie, ne signifie pas qu'une maladie se transmette de toutes pièces, par germe ou par infection. Les parents ne peuvent jamais transmettre, en fait de Goutte, à leurs enfants, que telles ou telles dispositions ou conformations naturelles de certains organes ou systèmes d'organes, avec les qualités ou les défauts

qui les distinguaient chez eux-mêmes, exactement comme ils transmettent leurs penchants, leur constitution, leur tempérament,
les ressemblances physiques ou morales.
Ainsi, dans l'espèce, ce n'est pas la Goutte
qu'ils transmettent, ce n'est que l'aptitude
à la contracter, et cela, en vertu de certaines dispositions dynamiques ou organi-
ques.

Mais, pour qu'en vertu de cette disposition la Goutte se développe, il faut le con-
cours d'une *cause déterminante ;* d'où cette
autre conséquence, à savoir : qu'au moyen
d'un régime approprié et de soins bien en-
tendus, il est très-possible, tout en étant
goutteux, de se garantir des atteintes de
cette terrible maladie... Par malheur, les
fils des Goutteux ne sont que trop enclins à
vivre de la vie de leurs pères !

Ce que nous venons de dire de l'hérédité s'applique également à la *constitution*
et au *tempérament.* On sait que la constitution dite athlétique et le tempérament dit
bilioso-sanguin prédisposent à la Goutte ;
mais il leur faut aussi des circonstances déterminantes.

Le *sexe* masculin y est plus sujet que le sexe féminin ; cette immunité de la femme dépend à la fois de ce qu'elle est généralement plus sobre et moins exposée aux vicissitudes de toutes sortes, et de ce que son sang est régulièrement purifié par le flux menstruel : aussi tous les accidents goutteux chez la femme se relient-ils à quelque irrégularité des menstrues, ou ne se montrent-ils qu'après la ménopause (âge critique).

La Goutte est une maladie de l'*âge adulte :* on la voit rarement chez les jeunes sujets, et tout aussi rarement chez des gens très-âgés.

Quant aux *causes occasionnelles*, la première en importance, celle qui exerce l'influence la plus directe sur cette maladie, c'est l'*intempérance* ou, en d'autres termes l'abus de la bonne chère, des vins généreux, des alcooliques, de la bière, etc., associé au *défaut d'exercice*. Il ne s'ensuit pas que tous les viveurs, les gros mangeurs et les buveurs soient nécessairement goutteux : d'une part, parce que bon nombre d'entre eux mènent une vie très-active, et dépen-

sent en exercice ce qu'ils prennent de trop
en aliments... et puis encore, en ceci comme
dans beaucoup d'autres choses, il est des
constitutions qui, en vertu d'une organisa-
tion plus parfaite, résistent sans effort là
où d'autres succombent. Les autres causes
occasionnelles sont très-nombreuses : ce sont
d'abord les conditions atmosphériques, les
changements de saison (surtout la fin de
l'hiver), le plus ou moins de hauteur baro-
métrique, l'état électrique et ozonométrique de l'air ; le froid humide, les brusques
alternatives de froid et de chaud, etc. ; et,
comme conséquence, le refroidissement, les
suppressions de transpiration ou autres suppressions ou répercussions (des menstrues,
des hémorrhoïdes, d'exanthèmes, etc.);
viennent enfin les émotions morales vives,
les fatigues, l'excès de travail intellectuel,
les veilles prolongées et les *excès vénériens*. Toutes ces influences, et d'autres encore, que nous ne pouvons toutes ici passer
en revue, peuvent devenir le point de départ ou causes occasionnelles d'accidents
goutteux. Elles ne font point naître la Goutte,
ne la donnent pas de toutes pièces ; mais

en deviennent l'occasion, en ce qu'elles produisent des perturbations dans le fonctionnement des organes élaborateurs ou épurateurs du sang, et deviennent ainsi causes de viciation de ce fluide, soit en y faisant introduire des éléments hétérogènes, soit en mettant obstacle à l'élimination des principes vieillis, usés, devenus impropres aux fonctions qu'il doit remplir.

§ III. Anatomie pathologique de la Goutte

Nous avons dit en commençant que la Goutte était une maladie générale de tout l'organisme ; que les solides, participaient aussi bien que les liquides aux altérations spécifiques de cette affection.

Nous avons déjà touché un mot des altérations du *sang*. Par suite d'une élaboration vicieuse, et grâce à l'introduction de principes hétérogènes trop fortement azotés, et surtout grâce à une épuration incomplète, on voit ce liquide charrier une forte proportion d'acide urique, et de l'urate de chaux et de soude ; le défaut d'élimination de ces principes et d'autres encore, et leur dépôt dans les différents tissus de l'organisme, peuvent y provoquer des accidents goutteux.

Les urines présentent, en général, un peu avant l'invasion des accès, et pendant les premiers jours d'une *attaque*, les apparences d'une sérosité aqueuse. Vers la fin de l'attaque, au contraire, elles deviennent, comme on dit, très-chargées (1).

Les *sueurs* et même la *transpiration insensible* font généralement défaut dans le commencement d'une attaque ; plus tard, elles deviennent assez copieuses, et charrient en grande abondance des acides, et même quelquefois des urates.

Il en est de même des sécrétions internes (bile, perspiration intestinale, etc.) : peu abondantes au début, elles tendent à augmenter vers la fin des attaques.

Si maintenant, des liquides, nous pas-

____

(1) Preuve péremptoire en faveur de notre opinion : défaut d'épuration du sang avant et dans les premiers jours des accès, démontré par l'état aqueux des urines ; disparition des accidents coïncidant avec l'émission d'une urine chargée de principes excrémentiels. — La même observation s'applique aux deux alinéas suivants (sueurs et autres sécrétions).

sons aux solides, nous y constatons un ensemble de lésions générales, consistant en une tendance de tous les organes, de tous les tissus, à un certain degré d'empâtement, de ramollissement, et à la transformation graisseuse. Un examen plus approfondi nous fait découvrir une altération spéciale du tissu *scléreux*, lequel tantôt, sous forme de tissu cellulaire, constitue la trame de tous les autres tissus et organes de l'économie; tantôt, sous forme de tissu fibreux, constitue les tendons, les aponévroses, les ligaments, le périoste, le névrilemme, jusqu'à la trame des cartilages. Ce tissu forme, en outre, les membranes séreuses, les synoviales, et jusqu'aux parois des artères, des veines et des vaisseaux lymphatiques. C'est assez dire que le tissu scléreux est partout, et qu'une désorganisation générale de ce tissu ne peut qu'être une maladie générale.

L'on ne saurait dire quelle est au juste la nature de la lésion de ce tissu dans la Goutte ; mais elle se résume toujours en un certain degré de ramollissement, d'empâtement, et, plus tard, de transformation de ses éléments en tissu graisseux. Cette transformation peut s'observer dans tous ou presque tous les organes.

La *Peau* s'amincit, devient tendue et luisante ; le cuir plus ou moins épais, qui la constituait jadis, n'est plus qu'une mince lame fibro-celluleuse, noyée dans une masse de graisse.

Les *Muscles* sont presque ou même sont tout à fait inertes ; si on les examine, leurs fibres sont très-rares, tout à fait pâles et noyées dans des monceaux de graisse, résultat de la transformation graisseuse du tissu cellulaire conjonctif.

Les *Tendons*, les *Aponévroses*, les *Ligaments*, sont amincis, faciles à rompre, et nagent dans la graisse.

Les *Synoviales articulaires* et celles des *gaînes des tendons* présentent la même altération ; mais les frottements auxquels ces membranes sont constamment exposées y déterminent bientôt des adhérences ou d'autres produits inflammatoires.

Les *Cartilages articulaires* ne s'altèrent que dans les cas de Goutte très-ancienne et très-intense.

Quant aux déformations des *Os* qui constituent les difformités goutteuses, elles se passent principalement dans le tissu aréolaire des os, près de leurs extrémités articulaires : ainsi, par exemple, la déformation goutteuse des doigts ne se passe point dans les articulations mêmes ; les surfaces articulaires sont à peu près intactes, mais les phalanges des doigts sont infléchies près de leurs extrémités, et c'est cette courbure des os et non une érosion des surfaces articulaires qui produit la difformité.

Du reste, les lésions du squelette offrent, sauf les particularités inhérentes à la structure spéciale du tissu osseux, les mêmes caractères que celles des autres tissus, à savoir, un état de ramollissement particulier de son tissu scléreux, c'est-à-dire de toute la trame organique de l'os (périoste interne et externe avec les prolongements qu'ils envoient dans toutes les directions de la substance osseuse). Partout le ramollissement de cette trame fibreuse est suivi d'une exsudation ou transformation graisseuse, qui pénètre la substance de l'os dans toutes les directions, en disjoint les particules et finit par la rendre excessivement poreuse, friable et flexible. On a vu des os de Goutteux, préparés par macération prolongée, traités plus tard par l'ébullition dans une lessive de potasse, à différentes reprises et à des années d'intervalle, suinter encore la graisse au bout de plus de dix ans.

Le *Névrilemme* (enveloppe fibreuse des cordons et des moindres filets nerveux), présente aussi jusqu'à un certain point les mêmes altérations que la généralité du tissu scléreux, à savoir, un certain degré de gonflement inflammatoire spécial, suivi plus tard d'infiltration ou de transformation graisseuse. C'est même cette altération des enveloppes nerveuses qui nous paraît être la cause principale des douleurs si épouvantables de la Goutte.

Les *Viscères thoraciques* et *abdominaux* offrent, eux aussi, les caractères de ce ramollissement et de cette transformation de leur trame scléreuse. Cette altération s'observe principalement dans les Reins, dans le Foie et dans le Cœur.

Il n'est pas rare de voir la substance corticale des *Reins* comme atrophiée, d'une coloration plus pâle que d'habitude et infiltrée de globules graisseux.

Le *Foie* présente assez fréquemment aussi une altération analogue.

Il en est de même du *Cœur.*

Mais une autre particularité très-commune dans la Goutte invétérée, c'est la tendance qu'ont les glandes à déposer, soit dans leur intérieur, soit dans leurs conduits excréteurs, des concrétions provenant de la cristallisation des sels contenus en excès dans les liquides sécrétés.

C'est ainsi que, dans les calices, dans les bassinets des reins, ou dans toute autre partie des voies urinaires, on rencontre souvent du sable, du gravier ou même des pierres, provenant de l'agglomération des sels cristallisés formés par l'acide urique.

Dans les conduits biliaires ou dans la vésicule du fiel, il n'est pas rare de rencontrer des calculs biliaires.

On trouve aussi quelquefois des calculs dans les conduits salivaires ou dans celui de la glande *pancréas* (1).

(1) Cette tendance à la cristallisation des matières salines contenues dans les liquides normaux du corps est

Mais les concrétions les plus remarquables de la Goutte sont celles que l'on rencontre si souvent sous la peau, soit au voisinage des articulations, soit sur le trajet des gaînes synoviales des tendons, partout enfin où se sécrète ce liquide onctueux qui facilite le glissement des os ou des tendons et que l'on nomme *synovie*.

Ces concrétions sont connues sous le nom de *tophus* ou de *concrétions tophacées*. La matière qui les constitue est de l'urate de soude. Excrétée à l'état presque liquide, elle se condense petit à petit et se présente finalement avec la consistance du plâtre. Cette matière existe toute formée dans le sang, où, ainsi que nous l'avons dit, elle a été retrouvée en nature. Elle se dépose, sans aucune altération, dans l'épaisseur des tissus, toutes les fois qu'elle n'y rencontre aucun mélange capable de lui imprimer un changement de composition ; mais il n'en est plus de même lorsqu'elle se trouve mé-

connue en médecine sous le nom de *lithiase*. Elle est assez fréquente dans la Goutte, et se relie évidemment à la composition vicieuse du sang et à un état morbide consécutif des organes sécréteurs.

langée avec les produits acides ou alcalins des sécrétions glandulaires, telles que l'urine ou la bile, etc., lesquels produits lui impriment naturellement des changements corrélatifs à leur propre composition.

Il est bien entendu que toutes ces lésions, si graves, ne se rencontrent que dans la Goutte déjà invétérée, et que l'organisme, avant d'arriver à cette désorganisation générale du tissu scléreux, à cette transformation graisseuse de toute la trame conjonctive du corps, à ce ramollissement graisseux des os et à la lithiase, etc., passe par une foule de degrés intermédiaires, depuis 0 jusqu'à 100°

Au plus bas de l'échelle, nous trouvons le liquide sanguin légèrement altéré, sans grande influence sur la totalité de l'organisme, qui réagit victorieusement contre cette atteinte ; mais pour peu que le sang, ainsi vicié, rencontre sur son passage une partie plus faible, dans laquelle, par suite de son éloignement du centre, la circulation est moins active, partie qui a été plus ou moins violentée par les secousses extérieures, affaiblie, en outre, par l'influence du froid humide ou d'autres influences nuisibles ; dans ces conditions, disons-nous, la réaction vitale ne suffit plus à l'élimination des produits hétérogènes du sang : ceux-ci se déposent alors dans les tissus et y provoquent les douleurs, le gonflement, l'inflammation en un mot. Mais en raison même de cette irritation inflammatoire, la réaction vitale se trouve réveillée dans les parties atteintes, et, au bout de quelques jours de souffrance, elles se débarrassent de ces produits hétérogènes, qui sont alors évacués en grande quantité par les urines et par d'autres sécrétions. Tout semble rentrer dans l'ordre ; mais au bout d'un temps plus ou moins long, et sous l'influence d'une nouvelle cause déterminante, les mêmes phénomènes (douleurs, gonflements, etc.) se reproduisent, durent un certain nombre de jours et disparaissent encore ; cette répétition laisse subsister dans les parties atteintes une grande tendance au retour des accidents. Les tissus s'altèrent petit à petit ; l'affection gagne de proche en proche et finit par envahir successivement ou simultanément la plupart des articulations et des viscères intérieurs. Ceux-ci fonctionnant de plus mal en plus mal, la composition du sang éprouve une altération corrélative, et c'est sous l'influence de ces *effets* multipliés, devenus *causes* à leur tour, que s'opèrent les altérations des tissus que nous avons notées.

§ IV. **Pathologie de la Goutte**.

L'affection dont nous venons d'essayer de donner une idée générale se présente avec des apparences variées, qui l'ont fait désigner sous des noms différents, selon sa forme aiguë ou chronique, selon sa marche régulière ou irrégulière, et selon le siége qu'elle occupe. Dans l'état actuel de la science, ces distinctions sont des subtilités qu'il convient de reléguer aux archives avec d'autres vieux fatras scolastiques.

Nous n'admettons qu'*une espèce de Goutte,* dont la marche sera aiguë ou chronique, et qui, tout en changeant de siége ou présentant de certaines variantes symptomatologiques , amenées par des circonstances accessoires, n'en sera pas moins *une et la même maladie.*

Dans ses apparitions, la Goutte affecte ordinairement la marche aiguë, revenant par attaques dites régulières, et qui, dans la grande majorité des cas, se présentent de la manière suivante (1) : « Sur la fin de « l'hiver, ordinairement précédée de signes « précurseurs méconnus, la Goutte arrive, « et ce n'est qu'alors qu'on se rappelle que « le malade a éprouvé, quelques semaines « auparavant, dans la région de l'estomac, « une sensation incommode, difficile à dé- « finir, qu'il a éprouvé aussi, dans d'autres « parties, quelques mouvements spasmodi- « ques. *La sueur des pieds, à laquelle il* « *était sujet peut-être, a été suspendue;* « *ses urines sont devenues abondantes, assez* « *semblables à de la limonade,* et les veines « des pieds enflées comme variqueuses; « d'ailleurs, il était engourdi et comme « gonflé par des vents; ces derniers sym-

____

(1) La description qui va suivre, d'une première attaque, est en partie empruntée à *Sydenham,* goutteux lui-même, et dont les descriptions sont les plus complètes.

« tômes ont augmenté quelques jours avant
« l'attaque déclarée.

« La veille de cette attaque, en géné-
« ral, l'appétit est plus vif que de cou-
« tume, la région de l'estomac est dé-
« barrassée de la gêne qui l'opprimait ;
« l'homme que va saisir la Goutte se sent
« très-bien portant, il a plus d'esprit et de
« gaieté qu'à l'ordinaire ; il se couche et
« s'endort tranquillement ; mais après quel-
« ques heures de sommeil, il est réveillé
« par une douleur qui se fait sentir d'or-
« dinaire au gros orteil, ou sur d'autres
« parties du pied. Cette douleur est com-
« parable à celle qui accompagnerait la dis-
« location des os du membre ; elle existe
« souvent avec la sensation d'une eau pres-
« que froide que l'on répandrait sur le
« point affecté ; bientôt il survient un fris-
« son général, avec horripilation et fièvre
« légère.

« La douleur, supportable d'abord, de-
« vient par degrés plus intense. Le froid et
« l'espèce de tremblement qui l'accom-
« pagne, diminuent à mesure qu'elle
« s'accroît, mais la fièvre augmente avec

« elle. Ainsi se passe la fin de la nuit et la
« pénible journée qui lui succède. Parve-
« nue, vers le soir, à son plus haut point,
« la douleur s'est étendue et s'accommode
« en quelque sorte aux différentes formes
« des petits os, du tarse et du métatarse ;
« le malade la compare alors à une tension
« violente, ou à un déchirement, ou à une
« brûlure, etc. Cette douleur est si vive et
« si exquise, que la partie affligée ne peut
« supporter le poids d'une couverture.
« Cependant le malade s'agite continuelle-
« ment, et fait mille tentatives pour don-
« ner à son corps, et à son pied en particu-
« lier, une position moins douloureuse :
« efforts infructueux ! Mais vers le lende-
« main matin, vingt-quatre heures environ
« s'étant écoulées depuis le commence-
« ment de l'accès, il se trouve très-sou-
« lagé, et presque subitement, en sorte
« qu'il attribue d'ordinaire ce soulagement
« à la dernière position qu'il vient de don-
« ner à son pied malade. *La peau, qui
« avait été sèche pendant tout le temps des
« douleurs, s'humecte doucement*, et le
« malade s'endort. A son réveil, il se re-

« trouve, sous le rapport de la douleur, au
« point où il était quand il s'est endormi;
« mais la partie malade est devenue enflée;
« auparavant on avait pu remarquer autour
« du pied un léger gonflement des veines ;
« ce qu'on voit alors, c'est une tumeur
« rouge, avec chaleur ; toutefois, cette
« tumeur n'est point un phlegmon, et elle
« aurait une terminaison toute différente
« de celles que subisssent les tumeurs
« phlegmoneuses ; elle a beaucoup plus
« de ressemblance avec l'érysipèle. »

Tels sont les principaux caractères d'un premier accès de Goutte articulaire aiguë : invasion subite, pendant le sommeil, par froid et horripilation; douleur locale et fièvre qui s'accroît et diminue avec elle; au bout de vingt-quatre heures, fin de l'accès et formation d'une petite tumeur, avec chaleur et rougeur de la partie affectée.

Après ce premier accès, et jusqu'à ce que l'*attaque* de Goutte soit terminée, tous les soirs la maladie subit un petit paroxysme qui consiste dans une augmentation de la douleur avec fièvre.

Quelquefois, chez les sujets vigoureux, ces

phénomènes se passent sur les deux pieds ensemble, et avec une violence égale ; plus souvent on les observe d'abord, pendant quelques jours, sur un seul pied ; ensuite la maladie semble se transporter et se renouveler sur l'autre avec tous les caractères indiqués, et alors le pied qui a souffert le premier, tantôt reste en partie affecté, tantôt se montre exempt de douleur et même de faiblesse, comme s'il n'avait point été entrepris par la Goutte. Ce nouvel accès terminé, il est suivi de ces petits paroxysmes dont il a été question. Un troisième accès, suivi des mêmes paroxysmes, peut se produire encore sur d'autres articulations, en particulier sur celles des mains. Ensuite la Goutte peut occuper de nouveau le pied qu'elle avait quitté, et avec toutes les douleurs qu'elle lui a déjà fait sentir ; enfin elle ira peut-être entreprendre *le genou*, *l'épaule*, *le coude*, etc.

Cette espèce de chapelet goutteux, composé d'accès et de paroxysmes forme, ce qu'on appelle l'*attaque* de goutte, laquelle dure d'ordinaire quinze jours, lorsqu'elle est parfaitement aiguë et régulière. Toutefois, l'attaque de Goutte, sans cesser d'être aiguë, peut se prolonger davantage. Déjà Hippocrate avait signalé cette prolongation, lorsqu'il dit, dans son quarante-neuvième aphorisme de la sixième section : « *Podagrici morbi, intra quadraginta dies, deposita inflammatione, decedunt.* »

En général, l'attaque de Goutte dure d'autant moins que les douleurs ont été plus violentes. — Cette attaque de Goutte terminée, le malade rentre bientôt dans un état entier de santé. Ce prompt rétablissement peut faire espérer que l'attaque suivante n'aura lieu qu'après un long intervalle, si toutefois on n'obtient pas d'éloigner à jamais les retours de cette maladie, en se soumettant à un traitement convenable et à des règles d'hygiène bien entendues.

L'attaque de Goutte est souvent périodique; elle revient à des époques constantes, et le malade peut jusqu'à un certain point en prévoir le retour.

Dans cette description de la Goutte aiguë, on l'a vue faisant irruption par les pieds et commençant à les envahir, avant de passer à d'autres articulations. C'est là ce qui est le plus ordinaire ; cependant, il est beaucoup d'exemples de Goutte commençant par le poignet, les mains ou les genoux, même par des viscères intérieurs, et présentant d'ailleurs tous les autres caractères de la Goutte aiguë ; de même aussi on la voit naître au milieu du jour ou vers le soir, au lieu de débuter au milieu de la nuit, et alors c'est d'ordinaire à la suite d'un effort ou d'une commotion morale vive, ou dans le cours d'une maladie quelconque.

Les premières attaques de Goutte aiguë sont ordinairement limitées à une ou à un petit nombre d'articulations ; mais en se répétant, la maladie s'étend de plus en plus et peut ainsi envahir, soit simultanément, soit successivement, toutes les articulations.

La Goutte *chronique*, appelée aussi *atonique froide* ou *consécutive*, ou Goutte *anomale irrégulière*, est composée, comme la Goutte aiguë, d'accès ou de paroxysmes, séparés par des intervalles de rémission moins bien dessinés, mais plus prolongés : en effet, tandis que, dans l'attaque de Goutte aiguë, il ne se passait guère plus de deux à

trois jours entre ces accès et l'accès suivant,
dans celle-ci, deux semaines pourront s'é-
couler, et les paroxysmes se multiplier,
sans que l'on distingue les modes d'irritation d'avec ceux qui se rapportent à l'état
de la maladie, à la crise et à la terminaison
de l'attaque. Dans la Goutte aiguë, l'affection d'une articulation était d'une durée à
peu près semblable à celle d'une autre articulation ; dans celle-ci, l'on verra une articulation faiblement envahie, et comme seulement traversée par la Goutte, à côté d'une
autre longuement tourmentée par elle. D'ailleurs, la Goutte chronique est bien plus su-
jette aux rétrocessions, c'est-à-dire à se
transporter sur les organes intérieurs.

Elle dure un mois et peut durer toute
l'année, à l'exception de deux ou trois mois
d'été ; pendant tout ce temps, elle se pro-
mène douloureusement sur la plupart des
articulations. Les désordres gastriques sont
très-marqués et très-tenaces : l'appétit est
perdu, et, si le malade mange, ses diges-
tions sont très-laborieuses. L'urine est
abondante, et de la couleur de l'urine dia-
bétique, c'est-à-dire blanche comme la

limonade. Il y a douleur dans les veines hémorrhoïdales, avec éruption ou démangeaisons dans différentes parties du corps, lassitudes spontanées, crampes et diverses autres souffrances intérieures. L'humeur est morose, chagrine ou coléreuse. C'est surtout à cette forme chronique de la Goutte que se rapportent les lésions des tissus que nous avons notées dans notre description générale, ces lésions sont :

1° L'*Œdème goutteux*, qui est cette tuméfaction *sans* rougeur que l'on observe autour et au voisinage des articulations affectées ; on le constate principalement chez les vieillards et chez les sujets lymphatiques.

2° La *Contracture* ou rigidité des muscles et des tendons, dans lesquels l'irritation de la Goutte a plus ou moins longtemps subsisté.

3° *Gonflements ligamenteux et Nodosités tendineuses*, qui s'opposent plus ou moins au jeu libre des articulations.

4° Les *Ankyloses ;* et enfin,

5° Les *Concrétions goutteuses*, encore appelées *Tufs, Tophus, Calculs arthri tiques* : elles sont formées par une matière dont l'aspect est à peu près celui du plâtre, de la craie, et qui primitivement a été liquide et comme gélatineuse. *In articulis*, dit Arétée... *tophacea quœdam coalescunt : ab initio quidem velut abscessus... postquàm verò magis spissantur, etiam concreto humore difficiles fiunt inflexiones : demum solidi tophi albi consistunt.* — Ces concrétions ne sont pas irritantes de leur nature, mais elles le sont mécaniquement par leur volume, leur forme, leur situation, comme le seraient des corps étrangers, et le sont même assez pour occasionner des douleurs à peu près constantes, et déterminer ainsi un état goutteux habituel qu'on appelle la *Goutte fixe.*

Quelquefois la Goutte, sans avoir été précédée d'attaques de Goutte aiguë, revêt d'emblée cette forme chronique ; on la désigne sous le nom de *Goutte atonique primitive ;* c'est une forme qui se rencontre principalement chez les vieillards débilités. Elle semble souvent succéder aux affections rhumatismales, dont elle conserve quelque apparence. Elle est très-sujette aux rétrocessions sur les organes intérieurs. Les tophus y sont rares, mais souvent les synoviales sont atteintes de phlegmasie ; on y observe souvent aussi le ramollissement des os, leur carie, etc., etc.

Telles sont les principales formes sous lesquelles se présente l'affection goutteuse ; mais, ainsi que nous l'avons dit, la Goutte est une maladie générale, affectant l'organisme tout entier ; elle sévit de préférence, il est vrai, sur les articulations, mais sous l'influence de certaines causes ; elle peut quitter celles-ci brusquement et se jeter sur d'autres parties du corps, et notamment sur les viscères. Le *molimen* goutteux, avons-nous dit, envahirait indistinctement toutes les parties de l'organisme, s'il n'y rencontrait *la force vitale*, toujours prête à réagir contre tout principe morbifique, et à le repousser ; or, il arrive parfois que, sous l'empire de causes intercurrentes, la vitalité est momentanément neutralisée dans certaines parties qui avaient résisté jusqu'alors. Dans ces cas, la maladie s'implante là où elle trouve le champ libre. D'habitude il arrive que les accidents goutteux cessent brusquement dans le ou les points qu'ils occupaient précédemment, et sévissent de toute leur intensité sur l'organe nouvellement envahi. C'est cette migration des accidents goutteux de l'extérieur à l'intérieur, d'une articulation sur un viscère, que l'on désigne sous les noms de *rétrocession de la Goutte*, de **Goutte rentrée**, *remontée* ou *rétrocédée*.

Les rétrocessions s'observent ordinairement dans la Goutte chronique ; on les observe plus rarement dans la Goutte aiguë. Transportée sur un organe intérieur, elle se modifie naturellement dans son appareil symptomatologique, pour revêtir les caractères afférents aux fonctions spéciales de l'organe envahi ; ainsi, quand c'est l'estomac, on comprend qu'elle se manifeste par des symptômes gastriques ; si c'est le cœur, ce sont des palpitations, de la dyspnée, de l'irrégularité dans les battements de cet organe, etc. Dans les poumons, ce sont des points de côté, des toux opiniâtres, affectant la forme de catarrhes, etc. ; si c'est l'encéphale ou la moelle épinière, ce sont des désordres nerveux de différente nature, selon la partie spécialement atteinte, tels que céphalée, vertiges, apoplexie, épilepsie, chorée, crampes, paralysie, mélancolie, hystérie, hypocondrie. La Goutte peut se manifester encore par toutes sortes de névroses des organes des sens, telles que l'amaurose (Goutte sereine), la berlue, la surdité, etc.

Elle peut se montrer aussi sous forme de fièvre d'accès, d'hémorrhagies, etc., mais à toutes ces manifestations morbides, la Goutte imprime un cachet particulier, qui, outre les caractères propres à chacune de ces maladies, laisse toujours subsister quelque chose d'insolite, de rebelle aux moyens ordinaires, que l'œil le plus exercé a souvent peine à discerner. Si, dans ces circonstances, il y a des antécédents goutteux chez le malade, le diagnostic est assez facile; la complication goutteuse peut encore se reconnaître dans les cas où la Goutte a existé chez les ascendants; mais il y a des cas où rien dans les antécédents du malade, ni aucune condition héréditaire n'existent : alors il faut des circonstances tout exceptionnelles pour arriver à démêler les causes de certaines anomalies. Le cas suivant, observé par un médecin de nos amis, en fournit un exemple frappant.

« Au mois de février 1858, au milieu d'une formidable épidémie de grippe, M. X***, 65 ans, ancien consul de France à Moscou, belle et forte complexion, tempérament sanguin, affecté de catarrhe pulmonaire chronique, dut payer son tribut à l'épidémie régnante. Cette maladie prit, malgré le régime et les soins usuels, une extrême gravité. La bronchite devint capillaire, la dyspnée excessive. On changea, mais sans succès, de médicaments ; rien ne fit, et l'on s'attendait à chaque instant au terme fatal, lorsque tout d'un coup le malade ressentit une vive douleur à l'articulation métatarso-phalangienne du gros orteil gauche. Le caractère goutteux de la douleur et du gonflement quasi érysipélateux qui se montra bientôt, ne laissaient guère de doute sur la nature de l'affection, et la médication anti-goutteuse, immédiatement substituée aux précédentes, eut aussitôt raison de la terrible bronchite, et, en peu de jours, de la Goutte elle-même.

« L'année suivante, une légère attaque de Goutte régulière étant survenue, M. X***, sans assistance d'un médecin, s'en est débarrassé par l'emploi des mêmes moyens.

« Eh bien, M. X*** n'avait jamais éprouvé, antérieurement, le moindre accident goutteux ; aucun de ses ancêtres n'avait offert de traces de cette maladie ; mais, quant à lui, il avait largement usé de la vie. »

DEUXIÈME PARTIE

TRAITEMENT DE LA GOUTTE

Le traitement de la Goutte comprend trois ordres de moyens :

1° Ceux qui consistent à soustraire les malades aux causes *prochaines*, qui font naître les accès ou qui les aggravent : ce sont les *moyens hygiéniques*.

2° Ceux qui consistent à prémunir les goutteux contre les accès à venir, c'est-à-dire à combattre la disposition à la Goutte : ce sont les *moyens prophylactiques*.

3° Enfin, les moyens médicaux proprement dits, c'est-à-dire ceux qui consistent à combattre les accidents goutteux actuellement existants : ce sont les *moyens thérapeutiques*.

CHAPITRE PREMIER

Hygiène des Goutteux

Toute personne qui a éprouvé une ou plusieurs attaques de Goutte reste menacée du retour de semblables douleurs, si l'on ne s'oppose à cette récidive en soustrayant le malade aux *causes prochaines* qui ont fait naître la première attaque. Tous ceux qui, par suite de leur genre de vie antérieur ou par suite de transmission héréditaire, portent en eux le germe de cette affection, bien qu'ils n'aient jamais éprouvé les douleurs de la Goutte, se trouvent dans les mêmes conditions. Il est donc essentiel que les uns comme les autres se soumettent à de certaines restrictions et à un régime d'ensemble dont les règles découlent tout naturellement des prémisses que nous avons posées, et qui constituent l'*hygiène préventive.*

Il est une autre hygiène, celle qui est destinée à venir en aide aux agents médicamenteux, dans le cours même du traitement d'une attaque, et que, pour cette raison, on nomme *hygiène adjuvante-curative.*

L'hygiène embrasse en quelque façon tous les actes de la vie, tout ce qui nous touche, nous recouvre, nous environne, tout ce qui pénètre dans l'organisme, tout ce qui en est rejeté, tout enfin, jusqu'à nos préoccupations morales et nos travaux intellectuels.

Les hygiénistes ont établi, à cet égard, les six divisions suivantes :

1° *Circumfusa* (ce qui nous entoure : air, eaux, habitations, etc.);

2° *Applicata* (ce que nous appliquons sur le corps : vêtements, cosmétiques, etc.);

3° *Ingesta* (ce que nous ingérons : aliments, boissons, etc.);

4° *Excreta* (les déjections, transpirations, urines, gardes-robes, etc.);

5° *Gesta* (le travail manuel, l'exercice, le sommeil, etc.);

6° *Percepta* (les impressions morales, les travaux intellectuels, etc.).

Avant de prescrire à un Goutteux les règles de son hygiène, il faudra, au préalable, s'enquérir de la cause *essentielle* et des causes *prochaines* de sa maladie, porter un examen scrupuleux sur l'état de toutes ses fonctions, sur son genre de vie, en un mot sur toutes les influences qui l'entourent, et qui peuvent avoir joué le rôle de *causes*. Lorsqu'on est ainsi parvenu à une détermination rigoureuse, on agira avec certitude et efficacité. Il faut, dans un traitement de cette nature, que tous les moyens employés viennent converger vers le but que l'on se propose, et ce but, c'est le rétablissement de la fonction qui, primitivement dérangée, a été le point de départ des accidents goutteux. Quelle que soit donc cette fonction, que ce soit la sécrétion urinaire ou cutanée, intestinale ou biliaire, c'est vers elle qu'il faut diriger son attention, tout en ménageant les autres fonctions, et en se conformant d'ailleurs à toutes les exigences de la constitution, du tempérament, de l'idiosyncrasie du malade, de même aussi qu'à la forme particulière de l'affection, à son siége et à une foule d'autres circonstances qu'il est impossible d'énumérer.

§ I. Circumfusa

AIR, EAUX, HABITATIONS.

Les Goutteux en général doivent choisir de préférence, pour leur séjour, des lieux secs, élevés et abrités contre les vents du nord et de l'ouest. Ils doivent, autant que possible, fuir les pays humides, brumeux, froids, ou trop chauds et humides. On a vu des exemples de malades entièrement guéris de la Goutte par le séjour dans les pays chauds. Un capitaine de nos amis, Goutteux dans sa jeunesse, a passé vingt ans en Afrique, couchant presque toujours au bivouac, sans jamais en ressentir le moindre inconvénient ; à peine rentré en France, où il mène une vie douce et sédentaire, il a été immédiatement repris de ses douleurs. Le séjour dans les pays chauds pourrait donc être souvent recommandé dans certaines formes, celles surtout qui sont liées à un défaut de perspiration de la peau ; mais il devra être absolument défendu dans la Goutte liée à une maladie de foie ou à une affection hémorrhoïdale.

L'état électrique de l'atmosphère est très-nuisible aux Goutteux, et les orages sont souvent annoncés par des recrudescences formidables.

Les habitations devront être sèches, élevées, bien aérées, bien éclairées, abritées contre les vents du nord, et surtout sans courants d'air.

La plus grande propreté doit régner chez les Goutteux.

Les bains n'ont pas souvent été recommandés dans le traitement de la goutte. — Pourtant Desault, Lob et quelques autres disent s'être assez bien trouvés de leur emploi dans certaines formes chroniques de la maladie, et à titre de moyen prophylactique, plutôt que comme agent curatif. Mais la plupart des médecins des derniers siècles aussi bien que de nos jours les rejettent absolument.

Cette différence d'appréciation dépend sans doute de ce que, pour cette maladie, comme pour toutes les autres, on n'a pas tenu assez compte de l'infinie variabilité des cas, des conditions individuelles des malades, des périodes et degrés de la maladie,

de ses formes aiguë ou chronique, de la différence des causes occasionnelles, etc., et,
dans l'espèce, de la manière dont le remède
est administré.

En thèse générale, il est rare que l'on ait
à espérer de bons effets du bain dans le
traitement de la Goutte aiguë ; mais cette
règle souffre quelques exceptions. Chez les
malades tourmentés de sueurs profuses, plus
ou moins fétides et irritantes, un bain chaud,
pris avec les précautions convenables pour
éviter tout refroidissement, et à une température de 34° à 35° centigrades (ou 28° Réau-
mur), a pour effet de produire une séda-
tion générale et de modifier la trop forte
sécrétion de la peau. Les bains conviennent
encore lorsque les accès traînent en lon-
gueur, et dans les formes peu aiguës de la
maladie. Mais ils n'y faut jamais recourir par
un temps froid et humide, sauf pourtant le
cas où le bain peut être pris dans un appartement chaud et sec, et qu'au sortir de l'eau,
et bien essuyé, l'on puisse se coucher immédiatement dans un lit bien chaud et bas-
siné.

Hors le temps des accès, les bains de

toutes sortes, même les bains froids de rivière, peuvent être permis dans la belle saison aux Goutteux ; mais il ne faut pas que le malade se tienne tranquille au sortir de l'eau ; il faut au contraire qu'il se mette à marcher, afin de provoquer une réaction et une légère diaphorèse. Les Goutteux ne doivent pourtant user de bains froids qu'avec une extrême modération : *un* tout au plus, *deux* bains de rivière par semaine pendant la saison chaude sont suffisants ; encore ne faut-il pas qu'on reste plus de quatre à cinq minutes dans l'eau, et que l'on nage ou que l'on se remue pendant tout ce temps, autrement ils s'exposeraient à de cruels mécomptes en printemps et en automne.

Quant aux bains de mer, tous les praticiens les défendent rigoureusement.

Les douches sont assez fréquemment employées dans le traitement de la Goutte ; on les administre chaudes, simples ou médicamenteuses ; on les applique tantôt sur les reins, tantôt sur les articulations malades (mains ou pieds, etc.). Cette pratique repose sur la supposition qu'elle provoque l'expulsion des graviers des reins, ou bien qu'elle assouplit les articulations malades. Mais si l'on a égard à tout le procédé patholo-gique de l'affection goutteuse d'une part, et, de l'autre, à l'action éminemment stimu-lante et perturbatrice des douches, l'on verra immédiatement que leur emploi devra être des plus restreints.

D'ailleurs, l'expérience quotidienne a prouvé que ce n'est que dans certains cas de roideur articulaire, subsistant après la complète résolution des éléments inflamma-toires, et chez les sujets à constitution phlegmatique, que l'on retire quelquefois de bons effets des douches ; que dans des conditions analogues, on pourrait encore tenter leur application sur la région lom-baire, en cas de calculs rénaux : mais il faudrait les éviter soigneusement partout où il subsiste des traces d'inflammation. Les douches froides sont presque toujours, sinon toujours nuisibles.

Nous n'avons que peu à dire de la com-position des bains et des douches. La science n'est pas assez avancée pour dire si les sub-stances en solution dans l'eau des bains ou de la douche sont ou non absorbées par la peau du malade, et, en cas d'affirmative, quelle est la somme d'action des substances ainsi assimilées. Si la loi d'Endosmôse est vraie, le bain chaud aurait pour résultat de soutirer des liquides au corps, tandis que le bain froid lui en fournirait ; le bain d'eau pure soutirerait au corps immersé des principes salins et lui fournirait de l'eau, tandis que le bain fortement chargé de matières salines lui soutirerait de l'eau et lui fournirait des principes qu'il contient, le tout dans les limites compatibles avec le jeu de la force vitale.

§ II. **Applicata**

CE QUE NOUS APPLIQUONS SUR LE CORPS.

Des *vêtements* chauds, propres à favoriser la transpiration et à s'opposer à un refroidissement trop rapide, sont ceux qui conviennent aux Goutteux : ainsi les vêtements de flanellé que l'on porte sur la peau leur sont particulièrement utiles. On a prévenu des retours de podagre en faisant porter jour et nuit des chaussons le laine, qu'on remplaçait, dès qu'ils étaient trempés de sueur, par d'autres, bien secs et chauds, et qui étaient constamment recouverts de taffetas ciré, dont les bords s'appliquaient exactement à la peau, et s'opposaient ainsi à toute évaporation.

Les guêtres sont presque de rigueur en hiver.

La *chaussure* doit être à semelles *épaisses;* les personnes sujettes à se refroidir les pieds font bien de mettre dans l'intérieur des souliers ou des bottes des semelles de paille, de liége ou de flanelle. La chaussure ne doit pas être trop large; elle fatigue alors et irrite; les souliers doivent être justes, sans trop serrer les pieds.

Les chemises en calicot sont préférables aux chemises en toile.

Le *lit* du Goutteux doit être chaud, sans être trop mou. En particulier, il faut que les extrémités y soient tenues chaudement.

Les *cosmétiques,* quand on en fait usage, seront choisis entre ceux qui excitent les fonctions de la peau, au lieu de leur nuire; ainsi on préférera en général les teintures alcooliques aux vinaigres aromatisés. Il est bien entendu que, pendant le traitement, soit prophylactique, soit thérapeutique, le Goutteux *s'abstiendra rigoureusement des cosmétiques.*

§ III. Ingesta.

CE QUE NOUS INGÉRONS : ALIMENTS, BOISSONS, ETC.

C'est surtout ce qui concerne les aliments et les boissons qui devra être réglé avec un soin rigoureux.

RÈGLES GÉNÉRALES.

Dans le courant d'une attaque de Goutte aiguë, quelles que soient d'ailleurs les autres circonstances, la diète sera des plus sévères. L'alimentation devra consister tout au plus en un bouillon léger de veau ou de poulet. A un degré moins aigu, surtout chez les gens âgés, affaiblis, il faudra accorder quelque chose de plus, et l'on pourra permettre un peu d'eau rougie.

Dans le courant d'un accès de Goutte chronique, on permettra des potages, des légumes, des fruits cuits, du laitage et de l'eau rougie pour boisson. — Ni bière, ni cidre, ni café, ni aucune liqueur alcoolique.

Hors le temps des attaques, la diète la plus convenable et vraiment la meilleure est celle que la modération et la tempérance conseillent : une nourriture tirée à la fois des animaux et des végétaux, mais prise en petite quantité ; des repas simples, composés d'un petit nombre de mets. Car le premier effet qu'il faille tâcher d'obtenir, c'est le rétablissement complet des fonctions digestives, autrement la prédisposition goutteuse ne saurait être guérie ; c'est ce qu'avait déjà observé Sydenham et la plupart de ceux qui ont écrit depuis lui sur la Goutte.

On a cru avoir trouvé dans certains aliments ou dans certains boissons un moyen sûr de se garantir de cette maladie : peu importait, disait-on, le reste du régime. Ainsi on a conseillé le café, parce que dans les colonies et en Orient, où cette infusion est fort usitée, on connaît à peine la Goutte et la gravelle. Mais le climat de ces pays a bien plus d'influence que le café, qui est certainement plus nuisible qu'utile. On a dit la même chose du thé, se fondant sur ce qu'en Chine la Goutte et la gravelle seraient inconnues. C'est ce qu'il faudrait d'abord prouver, et puis, on oublie que l'Angleterre, où il se fait une énorme consommation de thé, est, de tous les pays de l'Europe, celui qui fournit la plus forte proportion de Goutteux.

Des faits certains attestent que la *diète végétale*, ainsi que la *diète lactée*, ont entièrement guéri certains Goutteux; mais ce régime ne saurait convenir à tous, et ceux qui pourront s'y soumettre ne devront le faire qu'avec certaines restrictions que nous allons indiquer.

La *diète végétale* consiste à se nourrir exclusivement de substances végétales. Comprise dans toute sa rigueur, elle serait impraticable chez l'immense majorité des Goutteux; mais on y introduit d'ordinaire certains tempéraments, en permettant quelques légers bouillons ou même un peu plus. En revanche, il faut rejeter toutes les substances, même végétales, quand elles sont indigestes ou flatulentes, les choux, oignons, radis, concombres, melons, salades, etc., et aussi interdire les substances douées de propriétés médicamenteuses, asperges, poivre, piment, etc.

La *diète lactée* consiste à faire du lait sa principale nourriture et boisson. De même que la diète végétale, elle n'est pas toujours praticable dans toute sa rigueur, et exige les mêmes tempéraments. D'ailleurs, on l'associe généralement à la diète végétale, et ses résultats sont à peu près les mêmes.

Ce régime (la diète végétale ou la diète lactée) est puissamment secondé par l'exercice au grand air, et convient surtout aux sujets jeunes et vigoureux et qui ont fait précédemment abus de la bonne chère. Mais il ne faut pas que l'estomac répugne à ce genre d'alimentation, ni que l'on passe sans transition d'un extrême à l'autre, des excès de table à la diète rigoureuse : il faut y arriver par degrés, sans quoi on s'exposerait presque infailliblement aux dangers de la rétrocession de la Goutte vers les viscères.

RÈGLES PARTICULIÈRES.

Lorsque les excès de table ont été le point de départ des accidents des Goutteux, le régime le plus convenable sera celui qui se rapprochera le plus de la diète végétale ou de la diète lactée. C'est là surtout qu'il conviendra de supprimer ou au moins modifier considérablement (non point tout d'un coup, mais graduellement) tous les stimulants et les narcotiques, sous quelque forme qu'ils soient pris, soit en solides, soit en liquides, soit autrement. (Et dans cette dernière catégorie, nous rangeons le tabac fumé et prisé, pris en grande quantité.)

Si la Goutte se lie à une altération de la sécrétion urinaire, il conviendra de se réduire aux potages, gras ou maigres, aux viandes blanches (veau, poulet, etc.), aux poissons légers, aux légumes herbacés, œufs, laitage et fruits bien mûrs. Pour boisson, de l'eau seule ou légèrement sucrée ou coupée avec du lait, ou mieux, quelque boisson mucilagineuse, décoction d'orge ou de graines de lin, ou bien encore certains sirops, en tête desquels nous placerons le sirop d'orgeat.

S'il y a engorgement chronique du foie, l'on permettra, si d'ailleurs l'état des intestins ne s'y oppose point, une nourriture un peu plus stimulante, plus relevée, sans être encore excitante. L'on pourra également permettre un peu d'eau rougie.

Nous en dirons autant des cas où les accidents goutteux sont liés à un état d'inertie de la sécrétion intestinale. C'est alors surtout qu'il faut soigneusement étudier les idiosyncrasies individuelles; car rien n'est capricieux comme les aptitudes digestives des malades. Tel estomac digère parfaitement ce que tel autre repoussera d'une manière absolue. L'expérience individuelle sera donc toujours consultée avec avantage. En somme, il faut dans ces cas un choix de substances qui se digèrent facilement, et produisent des selles régulières et quotidiennes. En général, il conviendra de relever la tonicité des organes digestifs par certains condiments, dont il faudra soigneusement surveiller les effets, et régler la nourriture de façon à obtenir des évacuations quotidiennes et parfaitement régulières. Les fruits dits rouges (fraises, framboises, groseilles, cerises, etc.), selon les cas, les goûts, les aptitudes digestives individuelles, seront assez avantageusement accordés.

Les accès goutteux correspondent quelquefois à une suppression du fluide menstruel : dans ces cas, c'est un régime plutôt stimulant qu'il faut aux malades, surtout quand l'accès se présente sous forme chronique.

Mais une des causes les plus fréquentes des accès goutteux, est une suppression ou une perturbation des fonctions de la peau. Cette suppression ou perturbation peut dépendre de l'influence du froid, mais elle est le plus ordinairement liée à la rétrocession d'un principe dartreux, et alors la diète lactée ou végétale, est parfaitement applicable.

Quelles que soient la forme ou la cause de la Goutte, les boissons alcooliques et fermentées sont sévèrement défendues. Rien n'est plus nuisible que les liqueurs (absinthe, bitter, curaçao, kirsch, anisette, etc). Le vin pur doit être banni de la table du Goutteux : il

doit toujours se boire mélangé avec de l'eau.
Le cidre doit être regardé comme une boisson acide, malsaine pour le Goutteux ; on l'évitera complétement. Il en devra être de même de la bière ; mais malheureusement il y a des Goutteux qui en boivent une quantité effrayante ; aussi leur punition est régulière, car tous les ans ils ont au moins deux accès.

§ IV. Excreta.

LES DÉJECTIONS, TRANSPIRATIONS, URINES, GARDES-ROBES.

Toutes ces fonctions doivent être surveillées, et le malade doit faire tous ses efforts pour éviter les troubles qu'elles peuvent présenter.

Parmi ces excrétions, la plus importante est celle de la peau, surtout la perspiration insensible, qui se fait constamment à travers cette enveloppe. L'on a souvent observé que les Goutteux étaient d'autant plus éloignés des accès, que leurs excrétions insensibles étaient relativement plus abondantes que les excrétions sensibles (la sueur). L'on en est arrivé à conseiller aux Goutteux moins de boissons qu'ils n'avaient l'usage d'en prendre, afin de s'opposer aux sueurs, et ils se sont généralement bien trouvés de ce conseil ; mais, ainsi que nous l'avons déjà établi, cet heureux résultat ne pouvait s'obtenir que dans les cas où les accidents goutteux provenaient d'une perturbation fonctionnelle de la peau.

Dans le même but et dans les cas semblables, on conseillera avec avantage les frictions sèches avec une flanelle chaude. Les auteurs, et notamment Boerhaave, Desault et Cadogan, rapportent des exemples extrêmement remarquables de Goutteux entièrement guéris par cette pratique ; une friction que l'on fait pratiquer soir et matin au lit pendant cinq à dix minutes avec des gants de flanelle est suffisante. Desault cite l'exemple d'un centenaire qui, trente ans avant sa mort, s'était ainsi guéri de la Goutte, à laquelle il avait été fort sujet auparavant.

La sécrétion urinaire est également très-importante à surveiller. En général, un peu avant et pendant les premiers jours d'une attaque, les urines sont presque incolores, et sur la fin des attaques, elles deviennent troubles et charrient une forte proportion d'acide urique et d'urates. Il y a évidemment, dans ces cas, liaison étroite entre ces variations de l'état des urines et les accidents de la Goutte, entre la non élimination des principes urineux du sang et la congestion arthritique sur un point quelconque de l'organisme, et puis entre la disparition des accidents, coïncidant avec l'abondante élimination des acides et des sels de l'urine. La chose importante à faire dans les occasions de ce genre, c'est de chercher à rétablir les fonctions urinaires. Certes, la part essentielle de ce résultat se devra à la thérapeutique, dont les efforts seront toutefois puissamment secondés par l'hygiène. Nous avons déjà indiqué, au § III, le régime approprié aux cas qui nous occupent. Sauf le régime alimentaire et certaines précautions contre le refroidissement, l'hygiène a peu de règles de conduite à prescrire.

Une autre sécrétion également très–importante, est celle du tube alimentaire. Intimement liée à toutes les fonctions de l'acte digestif, elle présente des différences notables, selon les points où on l'examine, ou, si l'on veut, selon la nature des fonctions qu'elle est destinée à remplir. Essentiellement et fortement acide dans l'estomac, où elle est connue sous le nom de suc gastrique, elle est alcaline dans la partie supérieure de l'intestin, où viennent se verser la bile et le suc pancréatique, et devient neutre dans le reste du tube intestinal. L'une ou l'autre de ces sécrétions venant à augmenter ou à diminuer, ou à changer de qualité, il en résulte une perturbation notable dont les résultats se font immédiatement sentir. C'est encore aux agents médicamenteux que revient d'habitude le rôle important dans ces dérangements ; toutefois, le régime alimentaire ayant été le plus souvent la cause principale du désordre, il devra se modifier selon les cas, ainsi que nous l'avons établi dans le précédent paragraphe.

§ V. Gesta.

LE TRAVAIL MANUEL, L'EXERCICE, LE SOMMEIL, ETC.

L'homme qui veut se préserver de la Goutte, dit Guilbert, doit, avant tout, se livrer à l'exercice du corps. Entre les exercices, ceux qui sont forts, ne doivent être pratiqués que sur la fin de la digestion, et lorsque les fonctions excrétoires commencent à être en jeu. L'équitation conviendra surtout. Entre les exercices, ceux qui exigent peu de mouvement et d'efforts, comme le billard, le tour, la promenade, sont utiles immédiatement après le repas. Cullen et Barthez ont remarqué que la simple *gestion* (promenade en voiture), était insuffisante pour empêcher le développement de la Goutte. Il faut donc choisir ses exercices et, lorsqu'on veut s'en faire un moyen de guérison, il faut s'y livrer franchement, et ne craindre qu'une chose, à savoir : de n'en pas faire assez. Voici un exemple à suivre à cet égard; il est tiré des lettres de Loubat : « Un jeune homme, « à l'âge de vingt-cinq ans, était de la gros-

« seur la plus énorme et la plus considé-
« rable dont on peut se faire une idée. Il
« était fils unique et riche, et eut une at-
« taque de Goutte qui l'effraya. Il prit son
« parti, et chercha son remède dans l'exer-
« cice. Le lundi, il jouait à la paume pen-
« dant trois à quatre heures dans la mati-
« née; le mardi, il donnait le même temps à
« jouer au mail ; le mercredi, il allait à la
« chasse ; il montait à cheval le jeudi ; le
« vendredi il faisait des armes ; le samedi
« il allait à pied à une de ses terres, éloi-
« gnée d'environ trois lieues, et en revenait
« lo dimanche, aussi à pied. Le remède fut
« si bon, qu'au bout d'un an et demi, il
« se trouva d'une taille très-ordinaire. Il
« se maria. Il a conservé ses exercices, qui
« l'ont débarrassé des humeurs dont il était
« engorgé, et, d'une masse presque informe,
« il se fit un homme dispos et vigoureux,
« exempt de la Goutte et jouissant d'une
« parfaite santé. »

Évidemment, les exercices violents ne
sauraient convenir à tous les Goutteux; la
jeunesse, la vigueur de la constitution sont
indispensables ; il faut, en outre, que la

Goutte soit récente et qu'elle n'ait encore atteint que superficiellement les os et les articulations. A un degré plus considérable de la maladie, ou à un âge plus avancé, il faut de l'exercice toujours, mais proportionné aux forces du malade et à l'état des parties atteintes, qui ne doivent jamais se ressentir de la fatigue ou de l'irritation : l'exercice immodéré produirait infailliblement des accès, et pourrait provoquer dans les parties atteintes de profondes altérations des tissus, et une Goutte fixe, incurable.

CONCLUSION. — L'exercice musculaire est indispensable ; mais il ne faut pas qu'il aille jusqu'à la fatigue, surtout jusqu'à irriter les articulations naguère occupées par la Goutte.

Le sommeil du Goutteux doit être dans un juste rapport avec les besoins de sa constitution et de ses habitudes ; mais, comme pour l'exercice, il ne faut s'y livrer qu'après que l'estomac est libre et quitte de la digestion. Il faut donc supprimer le souper aux Goutteux ; il faut également leur défendre le sommeil dans la journée.

Quant aux plaisirs vénériens, il faut en user avec la plus grande modération; s'ils sont suivis du plus léger affaiblissement, si *post coïtum animal triste*, dès lors ils sont nuisibles, et il convient de s'en abstenir entièrement.

§ VI. Percepta.

LES IMPRESSIONS MORALES, LES TRAVAUX INTELLECTUELS.

Parmi les causes les plus fréquentes des accès goutteux chez les sujets qui y sont disposés, il faut compter les passions de l'âme, les émotions morales et les fortes contentions de l'esprit. Déjà Barthez a fait observer que, parmi les causes occasionnelles des attaques de Goutte, il n'en est pas dont l'effet soit plus soudain que celui des passions violentes. Stahl a vu des cas où des mouvements de colère ou de terreur ont déterminé dans l'instant un accès de Goutte, dont l'action était si forte que le malade ne pouvait aller jusqu'à son lit et qu'il fallait l'y porter... Les inquiétudes,

les peines, enfin les affections tristes ont
aussi la Goutte pour résultat, mais elles l'em-
mènent plus lentement. Au contraire, la
méditation profonde paraît avoir sur la production de la Goutte une influence assez active. Sydenham a dit, non sans raison, que
la Goutte faisait périr plus de gens d'esprit
que de sots. Van Swieten a connu un ma-
thématicien, vivant d'une manière sage,
mais affecté d'une Goutte héréditaire, dont
il accélérait l'accès comme à volonté : il lui
suffisait de s'appliquer fortement à la résolution d'un problème difficile.

Ce genre de causes suffit pour produire
des accès de Goutte chez des hommes
dont la vie est frugale et tempérante sur
tous les autres points. Le pape Grégoire le
Grand, l'homme le plus sobre de son temps
et de la constitution la plus saine en apparence, mais livré sans relâche à de labo-
rieuses occupations, souffrit de la Goutte
pendant trente années, et ne put écrire la
plus grande partie de ses œuvres qu'avec
deux doigts, les seuls que la chiragre eût
laissés libres.

Il suffit de rappeler ces causes et de citer

ces exemples pour montrer la conduite à
tenir. Il ne s'agit point de se réduire à l'in-
action, au contraire : car autant les passions douces et modérées de l'âme sont
salutaires et fortifient le corps, autant les
passions violentes affaiblissent et quelquefois résolvent subitement les forces.

L'exercice de la pensée est utile, ne fût-
ce que par la distraction qu'il procure ; mais
il ne faut pas qu'il soit porté jusqu'à la fatigue.

CHAPITRE II

Moyens prophylactiques, ou préservatifs de la Goutte.

La Goutte est une maladie d'origine intérieure.

On se préserverait des atteintes de la
Goutte si l'on pouvait éliminer de la constitution le principe en vertu duquel la Goutte
se développe.

Ce principe est miasmatique, comme tous
ceux qui président au développement des

maladies chroniques (Voir les œuvres de Samuel Hahnemann).

Ce principe doit-il prendre place au nombre des trois miasmes que Hahnemann nous a fait connaître, ou doit-il être rangé à part comme principe *sui generis?*

Enfin le principe miasmatique *sui generis* (je le crois) est-il susceptible d'être détruit?

Toutes ces questions, qui touchent aux problèmes les plus élevés de la médecine générale, sont assurément difficiles à résoudre, et je laisse à des voix mieux autorisées que la mienne le soin de les trancher.

Je veux m'en tenir à ce que le simple bon sens indique, et ce que l'expérience confirme.

La Goutte est multiple, variée infiniment dans les formes qu'elle peut revêtir, mais au fond elle est *une* dans son principe engendreur. Or, si, nous trouvant en face de manifestations symptomatiques toujours variables, nous devons nous appliquer à la recherche de médicaments susceptibles de répondre à chacune de ces nuances ; d'un autre côté, quand le principe essentiel, d'où la Goutte découle nécessairement comme l'eau de la source, est *un*, rien ne s'oppose à ce que ce principe puisse être attaqué, détruit, de la même façon que la syphilis ou toute autre infection sont réduites au néant, après avoir donné des signes non équivoques de leur existence.

Combattre la Goutte dans toutes ses expressions, c'est faire de la thérapeutique, de la médecine proprement dite ; ce sera le sujet du chapitre III.

Chercher à amoindrir, à annihiler le principe goutteux dans sa nature, ou éloigner les causes déterminantes à l'occasion desquelles ce principe manifeste sa présence et développe ses rigueurs, c'est faire de la prophylaxie.

De là, nécessairement, je suis obligé d'établir une prophylaxie générale et une prophylaxie spéciale, individuelle.

§ I. **Prophylaxie générale.**

Deux médicaments sont utiles pour se garantir de la Goutte, pour effacer l'origine intérieure d'où la Goutte provient.

Ces médicaments sont **Sulfur** (au 10ᵉ), et **Calcarea carbonica** (au 10ᵉ).

On obtiendra des résultats d'autant plus satisfaisants qu'on aura moins attendu pour recourir à l'emploi sage, réservé de ces deux précieux agents.

Je les conseille tous deux à la sixième et à la douzième trituration, alternés à quinze jours de distance, et en alternant le degré des mêmes dilutions, c'est-à-dire, en prenant par exemple le premier mois Calcarea 6ᵉ, et prendre le mois suivant Calcarea 12ᵉ, et ainsi avec Sulfur. La dose est d'un grain, le contenu de la cuillerée à grains (à peu près le volume d'un petit pois), dissoute dans une cuillerée d'eau froide et prise le matin à jeun.

Chaque médicament ne reviendra ainsi qu'une fois par mois, et c'est assez ; on pourrait même éloigner à de plus grandes distances la répétition des doses, suivant que l'amélioration serait plus prononcée.

§ II. **Prophylaxie spéciale ou individuelle.**

Les moyens de la prophylaxie spéciale ou individuelle de la Goutte sont aussi nombreux que les conditions au milieu et à la suite desquelles peuvent se développer les accidents goutteux. L'on a pu voir, dans les précédents chapitres, à combien de causes différentes on peut rapporter ces accidents, que c'est tantôt aux excès de table, tantôt aux influences atmosphériques, aux troubles des sécrétions et des excrétions, à la rétrocession d'exanthèmes, à la suppression des écoulements normaux ou pathologiques ; aux fatigues, aux veilles prolongées, aux excès vénériens et autres causes débilitantes, aux excès de travail intellectuel et même aux influences morales.

Toutes ces causes ayant, ainsi que nous l'avons établi, leur coefficient thérapeutique, il est urgent de s'enquérir chaque fois, avec la plus minutieuse attention, de la nature exacte des causes, afin de leur appliquer les moyens appropriés.

Passons maintenant en revue ces causes et les moyens à leur opposer.

Excès de table, comprenant l'*abus des liqueurs alcooliques*, et l'*abus de la bonne chère*. — Les excès de table sont une des causes les plus fréquentes des accès goutteux. Les médicaments propres à neutraliser les miasmes morbifiques engendrés par ces excès sont les suivants :

Débauches, abus de vin, de liqueurs, de cidre, de bière, etc.

Le lendemain du jour où ces boissons ont été prises en excès, l'on est toujours plus ou moins indisposé, et l'on éprouve toujours plus ou moins l'un des symptômes suivants :

La tête est entreprise et embarrassée, — frissons, — endolorissement du cuir chevelu et de la racine des cheveux, — douleurs déchirantes et tractions ou tressaillements dans la tête, — aspect maladif, — visage tiré, pâle, jaunâtre, — quelquefois rougeur du visage et des joues, — yeux cernés, quelquefois enflammés, avec rougeur et gonflement ou bouffissure des paupières, — pression à l'estomac et à l'épigastre, — sensibilité douloureuse du creux de l'estomac au toucher et à toutes pressions, — absence d'appétit, dégoût, — on urine mal, — douleur dans le dos et aux reins, — faiblesse et tremblement des jambes, — nausées, malaise général en un mot.

Dans ces cas, **Nux vomica** (12°, quatre globules dissous dans huit cuillerées d'eau froide) convient sous tous les rapports ; on prend trois cuillerées la première journée, et, les deux jours suivants, seulement une cuillerée le soir.

Dans la journée surtout, et même quelques jours après, on évitera les fortes contentions de l'esprit, les travaux intellectuels et les grandes fatigues, *mais on se donnera du mouvement.* L'on évitera surtout de s'*endormir dans la journée, quand même on en aurait la plus grande envie.* Il est rare que les accidents goutteux se déclarent immédiatement après la débauche ; mais il est d'observation que s'ils surviennent, c'est surtout chez ceux qui se livrent au sommeil pendant la journée.

Il est bien entendu que l'on observera

une diète sévère, que l'on ne mangera point de salade, ni de vinaigrettes, et qu'on ne prendra point de café.

Quand les excès alcooliques ont lieu en même temps que ceux de la table, et qu'une indigestion en résulte, les symptômes sont à peu près les mêmes que les précédents, mais l'estomac est plus malade. Il y a nausées (envies de vomir), qui remontent jusque dans la gorge et dans la bouche; d'autres fois, il y a vomissement de matière alimentaire d'abord, et puis de matières verdâtres muqueuses, bilieuses, amères ou acides, souvent même d'un peu de sang.— Irritabilité douloureuse à la moindre pression de l'épigastre. — Douleurs, compression spasmodique (crampes) dans l'estomac et dans la région précordiale. — Les excès d'aliments font encore plus souffrir que ceux des alcooliques seuls, parce que, dans ce dernier cas, les matières sont plus liquides, et puis il arrive assez souvent que les aliments solides ne sont rendus qu'en partie, et que les efforts pour les expulser sont tels, et les douleurs qui les accompagnent si vives, que le malheureux patient se roule par terre en poussant d'affreux hurlements.

Pour les indigestions sans ivresse, les symptômes sont les mêmes et les malaises sont souvent aussi intolérables. Il y en a pourtant de plus légères, douloureuses sans doute, mais qui n'offrent pas l'appareil symptomatique rapporté ci-dessus.

Quelle que soit la forme pour laquelle l'indigestion se présente, qu'elle vienne des excès de table, avec ou sans excès alcooliques, ou qu'elle provienne simplement de certains mets indigestes, comme les escargots, la chair d'oie, de porc ou d'aliments trop gras, l'agent curatif de l'indigestion sera toujours **Pulsatilla** (12ᵉ, quatre globules dissous dans huit cuillerées d'eau froide); on en prendra le premier jour une cuillerée toutes les quatre heures, et, les jours suivants, une cuillerée le matin.

Chez les individus à forte constitution, les excès de table et de spiritueux n'entraînent point les mêmes inconvénients, et le lendemain il n'y paraît plus, ce qui n'empêchera point d'avoir, selon le cas, recours à l'un ou à l'autre des deux médicaments que nous avons indiqués.

Le Goutteux aime généralement le bon vin et une table bien garnie; il adore autant les jouissances qu'il déteste les privations ; il sait que la modération en toute chose doit être son étendard, mais son caractère entier et ses penchants à la gourmandise lui font oublier qu'il se prépare un avenir de souffrances ; toute sa conduite, en un mot, est un vaste contre-sens... et pourtant on peut bien vivre, se procurer toutes sortes de jouissances sans excéder les bornes de la saine raison.

Le Goutteux qui n'est pas abîmé par sa maladie, qui n'a pas de difformité, et dont l'estomac digère assez bien, n'est point assujetti nécessairement à une hygiène aussi sévère. Il peut se permettre de temps en temps ce que l'on appelle vulgairement un petit *extra*, pourvu qu'il n'en fasse pas une habitude... Par malheur, la plupart des Goutteux sont incorrigibles sous ce rapport. — Nous croyons, à ce sujet, devoir entrer dans quelques détails qui, nous l'espérons, feront mieux comprendre la nécessité d'un changement dans leur manière de vivre. Outre la bonne chère et le confort désirable, un grand nombre de Goutteux ont l'habitude de prendre, le matin avant déjeuner, des liqueurs alcooliques, ou du vin blanc ou rouge, du cidre ou de la bière. Il n'est rien au monde d'aussi funeste à l'estomac et au système nerveux que ces spiritueux ; rien ne prédispose davantage à une mauvaise digestion, et par conséquent à une élaboration vicieuse du sang. — D'autres Goutteux ont l'habitude de prendre du café noir tous les jours, ou même deux fois par jour : cet excitant par excellence du système nerveux détermine également, par son excès même, une influence désastreuse sur les fonctions digestives. — D'autres, enfin, se gorgent le soir de bière : les hommes robustes peuvent, à la rigueur, s'en permettre quelques verres, mais que ce ne soit que trois heures après le dernier repas ; si l'on dépasse la limite convenable, la digestion se trouble, l'estomac se charge d'aigreurs, de mucosités qui engendrent très-souvent la pituite. En Allemagne, la pituite est plus répandue qu'en France, parce qu'on y fait, plus que chez nous, abus de bière. Presque tous les brasseurs allemands souffrent de cette maladie : aussi la désigne-t-on sous le nom de *maladie des brasseurs*.

Le meilleur moyen prophylactique contre la pituite, c'est l'abstinence de la bière, du moins son usage très-restreint ; si l'on s'aperçoit qu'elle détermine le moindre trouble dans la digestion, il y faut renoncer totalement. — Chez le buveur incorrigible, on peut essayer **Nux vomica** (au 10ᵉ), **12ᵉ** dilution. On en prendra trois globules dissous dans une cuillerée d'eau, matin et soir, pendant quelques jours. Cela réussit souvent ; mais pour guérir, il faut nécessairement changer de régime.

Avec de la bonne volonté et une certaine énergie de caractère, le plus déterminé viveur peut arriver à rompre avec ses vieilles habitudes. Cela lui sera d'autant plus facile, qu'après la diète sévère qu'il a dû forcément s'imposer dans le cours d'un précédent accès de Goutte, il ne peut revenir que par degrés et tout doucement à une alimentation plus substantielle. Il lui suffira donc, lors de ce retour à un régime normal, de *savoir*, ou plutôt de *vouloir* s'arrêter en temps convenable. C'est un sacrifice, sans doute, que cette rupture avec un passé si plein de charmes, que cette lutte de tous les instants contre les tentations de la gourmandise. Mais, pour qui voudra bien réfléchir aux misères que lui réserve l'avenir, aux tortures incessantes qui empoisonnent l'existence dans la Goutte invétérée et au danger de la *rétrocession*, constamment suspendu sur sa tête comme une épée de Damoclès, le choix ne saurait être douteux. D'ailleurs, ce qui est *privation*, dans le principe, dégénère assez vite en *habitude* ; ce qui jadis excitait votre convoitise, finira bientôt par ne plus vous inspirer qu'indifférence et dégoût.

§ III. **Influences atmosphériques.**

L'air atmosphérique agit sur l'organisme à la fois par sa composition chimique, par sa température, par son degré d'humidité ou de sécheresse, et par ses qualités électrique et ozonométrique.

De ces différentes qualités de l'air, c'est

la température, l'humidité et l'état électrique, isolés ou combinés, qui influent sur la Goutte ; mais c'est principalement la combinaison des trois éléments, froid, humidité et saturation électrique, qui semblent avoir une action déterminante.

Nous avons déjà vu précédemment combien le séjour dans des contrées chaudes et sèches était favorable aux Goutteux, et qu'à lui seul il a suffi pour en guérir radicalement un certain nombre. Mais comme il est impossible de les envoyer tous dans ces pays, il faut faire en sorte de suppléer par des moyens artificiels aux qualités requises de l'air. La plupart des moyens ont déjà été indiqués précédemment, à savoir : entretenir une douce température dans ses appartements ; habiter un lieu sec bien élevé, exposé au soleil ; ne jamais coucher dans une pièce humide ; éviter de séjourner dans des localités basses sujettes aux brouillards, etc. Dans la saison froide et pluvieuse, avoir constamment du feu dans son appartement, qui devra être assez spacieux pour que la chaleur n'incommode point ; si l'on est forcé de sortir, éviter la pluie et surtout

éviter de se mouiller; se couvrir chaudement, sans excès pourtant.

Quelques personnes, *robustes d'ailleurs,*
à *réaction facile,* et chez lesquelles la
Goutte est encore peu avancée, se trouvent
bien, le matin au sortir du lit, d'une immersion instantanée dans un bain froid, ou même
de la simple aspersion d'eau froide sur
toute la surface du corps. Cette pratique,
excellente d'ailleurs, ne saurait convenir
qu'à un très-petit nombre de Goutteux, et
serait funeste à tous ceux chez lesquels il
n'y aurait pas de réaction, c'est-à-dire
chez lesquels, à la vive impression du froid,
il ne succède pas une forte chaleur sur toute
la périphérie du corps.

En général, cette pratique (immersion instantanée dans l'eau froide) est un excel-
lent préservatif contre les accès à venir,
mais à la condition, comme on vient de le
dire, d'être suivie d'une réaction suffisante.
Ceux qui sont dans le cas d'en user, ne devront commencer leurs essais que dans le
cœur de l'été; une fois habitué, l'organisme
s'y accommode facilement. En Angleterre, la
plupart des Goutteux s'y soumettent tous

les jours, hiver comme été... et n'étaient Bacchus, Comus et Vénus, *e tutti quanti*, on y verrait beaucoup moins d'accidents goutteux. — Pratiquées convenablement, ces immersions ou lotions froides sont le meilleur préservatif contre les influences nuisibles de l'air.

Il est après cela une infinité de petites précautions à prendre contre les différentes causes de refroidissements, et que nous ne saurions toutes indiquer ici. C'est ainsi, par exemple, qu'il ne faut point quitter pendant l'été les flanelles que l'on a portées pendant l'hiver ; qu'il faut bien se couvrir quand on sort d'un endroit chaud et surtout le soir, éviter le froid aux pieds, etc.

Quand le malade a été soumis au froid, il ne peut se dissimuler qu'un accès le menace. Dans ce cas **Bryonia** (au 10e), 12e dilution, quatre globules dans huit cuillerées d'eau, trois cuillerées par jour, peuvent lui promettre de l'éviter. Si le froid a été humide, si par exemple le malade a été mouillé par la pluie, **Dulcamara** (au 10e), 12e, pris de de la même manière que **Bryonia**, doit être préféré.

Enfin, s'il y a quelque menace d'accès à la suite du coït, **Calcarea** (au 10ᵉ), 30ᵉ, quatre globules en huit cuillerées d'eau, quatre cuillerées par jour, suivi de **Staphysagria** (au 10ᵉ), 18ᵉ, pris comme **Calcarea**, peuvent l'éviter.

§ IV. **Eaux minérales.**

La Goutte peut-elle être sérieusement atteinte par les Eaux minérales, soit dans ses manifestations extérieures, soit dans son élément diathésique? Oui, rien ne s'y oppose. La théorie et la pratique élèvent la voix dans un merveilleux accord pour autoriser sur ce point les plus belles espérances.

Pourquoi les eaux minérales ne modifieraient-elles pas avantageusement et d'une manière durable la constitution des Goutteux, quand l'analyse chimique nous révèle chez quelques-unes d'entre elles la présence des médicaments que nous savons être appropriés à divers états de la Goutte? Voilà la satisfaction donnée à la théorie ; et quant à la pratique, l'expérience a prononcé, les cures thermales ont des effets détermi-

nés qu'il n'est permis à personne de révoquer en doute.

Mais ici, pour une vérité aperçue et sanc-
tionnée par l'empirisme, combien d'erreurs
n'ont-elles pas déjà établi leur funeste empire ! Quelles idoles mensongères ne se sont
pas élevées, auxquelles on sacrifie journel-
lement des victimes humaines ! On va aux
Eaux par caprice, par entraînement ou par
fausse direction, et pour tous ceux qui sont
à même de connaître la vérité, les résultats sont désastreux.

La loi de guérison est *une*, et pour être
efficaces vraiment, les Eaux minérales doivent obéir à cette loi, comme toutes les
ressources médicamenteuses que nous avons
à notre disposition ; or, les effets pathogénésiques des Eaux sont encore inconnues (1),
en France surtout ; c'est à peine si quelques hommes d'élite sont entrés dans cette
voie, et encore ces premiers pas sont si
mal assurés, qu'ils n'ont pas laissé de
traces : la routine, la mode, des idées pré-

(1) L'expérimentation pure, qui seule peut conduire à
nous faire connaître les effets physiologiques et curatifs
des Eaux, est toute à faire.

conçues et fausses en général, président seules au choix des Eaux, et de telles prémisses amènent nécessairement de fâcheuses conséquences.

On se détermine par la connaissance des parties matérielles constitutives des Eaux quand il s'agit de la vie à modifier, et que la matière est tout à fait insuffisante à rien nous faire connaître de la vie : le point de départ est vicieux, la base est fausse; tout ce qui a été édifié sur elle est également faux, croule au premier souffle d'un examen judicieux et conduit sans passion.

Goutteux, allez à Vichy ! c'est aujourd'hui le cri universel ; les médecins vous y envoient, vos collègues par les souffrances sont prêts à vous faire violence pour vous y entraîner. Aux yeux des uns et des autres, la vérité est obscurcie ; ne vous laissez pas éblouir par le nombre des pèlerins, comptez-les au retour. Feu le docteur Petit, qui, le premier, fonda la grande réputation de Vichy contre la Goutte, donna jadis l'histoire de quatre-vingts guérisons, dans un mémoire étincelant de satisfactions rationnelles; mais ces quatre-vingts guérisons ont-elles été durables ? J'ai de bonnes raisons pour affirmer le contraire. La médecine rationnelle est fort habile pour séduire les intelligences, mais elle guérit peu, et, croyez-le, ne prenez au sérieux que le chiffre des guérisons ; laissez aux séances académiques les satisfactions de l'esprit. Sur le lit de douleur où la Goutte vous crucifie, vous devez fermer l'oreille à la science qui raisonne, pour n'écouter que celle qui guérit.

Vous êtes *acide*, on vous neutralise par l'usage des *alcalins ;* quoi de plus simple? Y a-t-il rien de plus logique? Quelle intelligence ne s'ouvrira pas pour laisser passer un pareil argument? Qu'on se méfie de cette simplicité, elle porte avec elle sa propre condamnation. Les éléments de la Goutte sont trop complexes pour les trouver tous réunis dans l'*acidité.* Ce mot exprime un fait, je ne le conteste pas ; mais le fait est un accident de la maladie, il n'est pas la maladie elle-même. On vous parle de logique ; mais si la question est mal posée, que vous importe la solution? Écoutez plutôt la logique des faits. « *J'ai certainement vu, pour ma part, plus de cinq cents*

Goutteux ayant été à Vichy et s'en étant tous fort mal trouvés (TROUSSEAU). » Le même professeur ajoute, sur la foi du médecin le plus occupé de Vichy, *que la saturation alcaline lui apparaissait comme une expression phénoménale d'une très-haute gravité, capable de tuer, en provoquant inopinément l'apparition d'une Goutte atonique et viscérale. Que d'exemples n'a-t-il pas vus!*

Telle est la voix de l'expérience; et quand elle s'est prononcée en des termes aussi clairs, aussi précis, je m'étonne qu'on ait encore la force de lui opposer des arguments fondés sur de faux raisonhements et puisés au fond de l'alambic. La chimie doit éclairer la médecine, mais elle ne doit pas peser sur elle, encore moins la diriger : ce n'est ni son droit ni son devoir.

Est-ce à dire que les cures thermales sont à rayer définitivement de notre catalogue thérapeutique? Non, assurément. Je le disais moi-même tout à l'heure, les Eaux minérales ont certainement des effets qu'il n'est permis à personne de révoquer en doute, et pour la Goutte en particulier, la science et la tradition s'accordent à nous faire espérer que nous trouverons un jour dans les Eaux des secours importants ; mais ces secours, quels seront-ils? dans quels cas? pour quelles manifestations? à quelles doses les trouverons-nous? Voilà ce qui reste à déterminer ; et jusqu'à ce que ce travail ait été fait, jusqu'à ce que ces *desiderata* de la science aient été comblés, il faudra veiller contre des égarements inévitables dans une voie qui n'a pas été frayée. Je ne m'élève pas contre les Eaux elles-mêmes, je reconnais leurs avantages dans un cas donné, je m'élève contre les erreurs funestes et déjà consommées qui ont été faites et qui se renouvellent tous les jours, soit qu'elles aient été mal choisies, soit qu'elles aient été mal administrées.

Je dis que, dans l'état actuel de nos connaissances, les Eaux de Vichy (et ce que je dis de Vichy, je le dis également de Vals, de Carlsbad, de Pougues) ne sont pas assez connues pour qu'on puisse déterminer avec précision les cas dans lesquels on pourra s'en servir avec avantage contre la Goutte, je dis que ces Eaux sont douées d'une grande activité, et que tout ce que nous en savons jusqu'ici, c'est qu'elles se sont montrées funestes. Or, pour être conséquent avec les faits qui seuls font autorité, je donne aux Goutteux le conseil de s'abstenir de ces Eaux jusqu'à nouvel ordre. La science donnera plus tard son dernier mot; mais jusqu'ici, abstenez-vous, luttez avec courage contre l'entraînement irréfléchi et attendez, si vous ne voulez tomber dans de cruelles déceptions.

L'expérience le veut ainsi, et c'est parce que je ne veux écouter que la voix de l'expérience, que je fais mes réserves pour l'avenir. Il y a mieux, si, d'un côté, je lance l'anathème contre Vichy et autres, c'est parce que j'en ai constaté les dangers; de l'autre, je prouve que je n'ai point de parti pris contre les eaux, car il en est une que je recommande expressément aux Goutteux, une seule, c'est la *grande source de Vittel* (1).

(1) Vittel (Vosges, arrondissement de Mirecourt), assis à l'entrée d'une large et magnifique vallée, et enceint de montagnes couvertes de bois. Le pays est très-sain, et l'on peut se promener dans cette vallée jusque fort tard dans la nuit sans ressentir la moindre humidité.

Je l'ai étudiée longuement, et c'est avec connaissance de cause que j'affirme qu'elle est sans dangers, et que tous les malades qui en ont usé sur place, avec la réserve commandée par l'expérience, n'ont eu qu'à se louer de leur emploi.

GRANDE SOURCE (Diurétique) (1).

CONTIENT PAR LITRE D'EAU :

Acide carbonique libre. . . . . 1/10me du vol.
Bicarbonate de chaux 0g 185
   Id.   de magnésie . ⎫
   Id.   de soude. . . ⎬ . . . 0,079
   Id.   de protoxyde de fer avec man-
        ganèse (*Indices*). . . . 0,010
Sulfate (supposé *anhydre*) de chaux . . 0,440
     Id.   de magnésie . 0,432
     Id.   de soude . . 0,326
     Id.   de stroutiane (*traces*).
Chlorures de sodium (*peu*). ⎫
   Id.   de magnésium. . ⎬ 0,220
Silice, alumine, phosphate calcaire, ⎫
   sel de potasse et ammoniacal. . ⎪
Iodures (*indices*), principe arsénical. ⎬ . 0,047
Matière organique de l'humus . . ⎭
                         1g739m

(1) Il existe à Vittel trois sources, dont la composition est différente : 1° LA GRANDE-SOURCE (*diurétique*); 2° LA SOURCE MARIE (*purgative*) ; 3° LA SOURCE DES DEMOISELLES (*ferrugineuse bicarbonatée crénatée*). *La grande source* seule est applicable aux Goutteux.

Les sources de Vittel (connues seulement depuis quelques années) sont à quatre kilomètres de Contrexeville....... sources qui ont une antique renommée. Il existe la plus grande analogie de composition avec celles de Vittel ; seulement la proportion entre la magnésie et la chaux se trouve, dans la première, dans des rapports moins avantageux. Ainsi Vittel contient par litre d'eau 0,625 de sels de chaux, et 0,731 de sels de magnésie, alors que Contrexeville contient 1,825 de sels de chaux, et environ 0,450 de sels de magnésie. Cette différence est énorme, surtout sous le rapport des quantités de sels de chaux. On s'explique facilement pourquoi les eaux de Contrexeville sont souvent lourdes, difficiles à digérer, et *ne passent pas*, comme on dit vulgairement. — Pour celles de Vittel, au contraire, on a constaté qu'il n'y a pas été observé un seul cas d'intolérance, quelque irritable ou débilité que fût l'estomac de certains malades. On remarque, au contraire, qu'au bout d'un certain temps de l'usage de l'eau, l'appétit depuis longtemps oublié renaît, la digestion devient plus active, plus rapide, plus complète ; les fonctions de l'intestin se régularisent ; en un mot, un estomac délabré récupère pendant une saison toute son intégrité fonctionnelle.

Je n'ai rien à dire ici sur la composition chimique des Eaux de Vittel, ni sur le principe minéralisateur auquel elles pourraient devoir leurs propriétés curatives ; d'autant plus que, pour nous, ce n'est pas à tel ou tel élément chimique, à tel ou tel ingrédient que les Eaux minérales doivent leur vertu, mais à l'*ensemble* des éléments qui les composent et qui en font un médicament *sui generis ;* de même que ce n'est pas à la présence de l'oxygène, de l'hydrogène, du carbone et de l'azote que tel médicament doit ses propriétés, mais à son individualité, en vertu de laquelle il est, ou opium, ou belladone, ou toute autre substance analogue, dont les principes élémentaires sont les mêmes, et dont les propriétés sont pourtant essentiellement différentes.

Quoi qu'il en soit, et pour revenir aux Eaux de Vittel, on a toujours constaté que, sous leur influence, la gêne et la roideur des articulations diminuent considérablement et disparaissent même, pour peu qu'il n'y ait point d'altération organique trop avancée, et que l'on observe une hygiène sévère. On éprouve toujours, pendant et après la saison, un bien-être général. Les accès de Goutte consécutifs, même chez les gens adonnés à l'intempérance, reviennent plus rarement et sont moins intenses.

La *saison* du Goutteux ne doit pas généralement être moins de quinze jours, ni dépasser vingt jours.

Les Eaux de Vittel, prises à la source, sont douées d'une efficacité que l'expérience ne permet pas de dénier; mais je blâme l'emploi de ces Eaux en dehors de la belle saison.

Les moyens prophylactiques que je recommande sont autrement précieux.

CHAPITRE III

Moyens thérapeutiques.

La Goutte peut-être : 1° *aiguë* ou *régulière, articulaire;* 2° *chronique* ou *atonique, froide;* 3° *irrégulière* ou *anomale, vague, rentrée.*

A l'aide de ces divisions bien tranchées et bien naturelles, je vais dérouler tout ce. que je sais des formes variées que la Goutte peut revêtir, en appliquant à chaque nuance de l'individualité pathologique la nuance médicamenteuse la mieux appropriée, et je ne perdrai jamais de vue que la condition nécessaire de cette appropriation est le rapport de ressemblance entre le médicament et la maladie.

§ I. 1° Goutte aiguë.

La Goutte aiguë débute souvent tout à coup sans prodromes, et d'autres fois elle est précédée de troubles variés des fonctions digestives. Si l'on est assez heureux pour remédier aussitôt à ces premières souffrances, il peut se faire que l'attaque de Goutte s'arrête ; donc, je recommande à tous les Goutteux de veiller sur leur estomac avec le plus grand soin. Toutes les fois qu'ils éprouvent à l'estomac une sensation de plénitude, comme, après avoir trop mangé, un goût amer dans la bouche, avec langue chargée d'un enduit blanc, renvoi ayant le goût des aliments, ils feront bien de recourir à **Antimo nium crudum** (au 10ᵉ), quatre globules de la **12ᵉ** dilution dans six cuillerées à bouche d'eau, une cuillerée trois fois par jour, une heure avant les repas.—S'il y a constipation, on devrait préférer **Nux vomica** (au 10°), quatre globules de la 12ᵉ dilution, pris en solution et de la même manière.

Avec ou sans prodromes, le soir ou la nuit, une douleur vive se fait sentir dans le gros orteil d'un pied. Eu égard au siége de la douleur, **Sabina** (au 10ᵉ), trois globules de la 12ᵉ dans huit cuillerées d'eau, une cuillerée toutes les deux ou trois heures ; la douleur augmente, elle est déchirante ou brûlante, on remarque du gonflement, de la rougeur et de la chaleur dans l'articulation : tant que le siége de la douleur est fixé à l'articulation du gros orteil, on doit insister sur **Sabina**, et on n'aura recours à **Aconit** (au 10ᵉ), quatre globules de la 6ᵉ dilution en solution, pris comme la sabine, que dans les cas où la fièvre s'allumerait avec une certaine intensité.

La douleur n'est plus limitée à l'articulation du gros orteil, il y a enflure subite du pied, élancement à la plante des pieds, douleur indescriptible au pied malade, comme s'il était posé partout sur quelque chose de trop dur; agitation dans tout le corps, sans inquiétude d'esprit : **Arnica** (au 10ᵉ), quatre globules de la 6ᵉ dilution dans huit cuillerées d'eau, une cuillerée toutes les trois heures. — Quelle que soit l'articulation malade, si les douleurs sont accusées comme si les parties étaient distendues et meurtries, avec gonflement dur, rouge et luisant, **Arnica** est indiqué de préférence à tout autre médicament.

La douleur n'est pas exclusivement ressentie au gros orteil et dans les articulations des pieds; par tout le corps, dans les articulations des bras et des jambes, on accuse des douleurs déchirantes, le pouls est fréquent et plein, la douleur est plus violente le matin, le mouvement aggrave beaucoup les douleurs, **Bryonia** (au 10°) est alors nécessaire, indispensable, quatre globules de la 12° dans huit cuillerées d'eau, une cuillerée toutes les deux ou trois heures.

La rougeur de la peau qui recouvre les articulations malades est très-luisante et se produit sous forme de rayons qui s'étendent çà et là : ce caractère est particulier à **Belladonna** (au 10°), quatre globules dans huit cuillerées d'eau de la 12° dilution, une cuillerée toutes les deux ou trois heures, qui, dans ce cas, réussit avec une promptitude merveilleuse.

La douleur se fait *uniquement* sentir dans les articulations des mains et des pouces, avec enflure ; c'est alors **Actæa spicata** (au 10°), quatre globules de la 6° dilution dans huit cuillerées d'eau, une cuillerée toutes les trois heures, qui est le précieux remède.

J'ai tout à l'heure dit un mot de l'**Aconit**, mais je n'en ai pas dit assez ; je sens le besoin de revenir sur le compte de cet agent indispensable pour modérer les troubles actifs de la circulation. Au début d'une attaque de Goutte et pendant toute la durée de l'attaque, si le pouls est dur et serré, la face animée, la peau sèche et chaude, avec soif vive, rougeur des joues, grande irritabilité, il est toujours temps de donner **Aconit**, et, règle générale, on doit insister sur son emploi, jusqu'à ce que la peau ruisselle de sueur. Quand les sueurs sont arrivées, l'indication d'**Aconit** est tout à fait passée.

Le sujet est-il habituellement adonné aux plaisirs de la table, son tempérament irritable, l'accès de Goutte a suivi de près des libations trop copieuses, il y a constipation, les douleurs sont principalement localisées entre les omoplates, le bas des reins et les lombes ; **Nux vomica** (au 10ᵉ), quatre globules en solution, de la 12ᵉ dilution, une cuillerée à bouche toutes les deux heures.

Les douleurs sont brûlantes, insupportables la nuit, aggravées à l'air froid, soulagées par l'application de la chaleur extérieure ; le malade se plaint de déchirements affreux, il ne peut rester tranquillement couché, il doit remuer constamment le membre souffrant : cet ensemble de symptômes reclame **Arsenicum** (au 10ᵉ), quatre globules en solution, de la 30ᵉ dilution, une cuillerée toutes les quatre heures.

Aux douleurs se mêle une sensation d'engourdissement ou de paralysie, aggravation la nuit, diarrhée ; le patient est irritable, agité, inconstant, remuant ; il essaye de se soulager en se retournant dans son lit ; les douleurs s'étendent souvent jusqu'à la tête, aux oreilles, aux dents ; on se sent froid, le corps moulu après avoir dormi : **Chamomilla** (au 10ᵉ), quatre globules, de la 6ᵉ dilution, en huit cuillerées d'eau, une cuillerée toutes les deux ou trois heures.

Enfin **China** (au 10ᵉ), quatre globules, de la 12ᵉ dilution, en huit cuillérées d'eau, une cuillerée toutes les quatre heures, est particulièrement utile si les douleurs s'aggravent au plus léger attouchement, s'il y a insomnie et des sueurs abondantes et faciles.

Si l'invasion de la Goutte est récente, chez un individu qui jusque-là a joui de tous les attributs d'une bonne santé, il peut

se faire, et c'est le cas le plus heureux,
qu'une première, qu'une seconde attaque
de Goutte se termine par un retour complet
à la santé ; les articulations exemptes de
douleur, de gonflement, de roideur, re-
prennent aisément l'exercice de toutes leurs
fonctions, et alors le convalescent échappe
aux prescriptions de la thérapeutique : il
n'a plus besoin que de se souvenir des conseils qui lui sont donnés sous le titre de
Prophylaxie. Débarrassé pour le moment
de ses souffrances, il n'est pas nécessaire de
recourir aux moyens curatifs ; il lui suffira
de se préoccuper des ressources que la
science lui donne pour éloigner et pour prévenir d'une manière complète les accès
dont il porte en lui-même le principe engendreur.

Mais le retour complet à la santé n'est
pas la terminaison nécessaire d'une attaque
de Goutte, fût-elle la première. A ne considérer que mon expérience personnelle, je
suis autorisé à proclamer que, toute fièvre
ayant cessé, tout gonflement articulaire
étant dissipé, ou *très-peu* prononcé, il peut
se faire que les membres primitivement

atteints n'en restent par moins sensibles au plus léger mouvement, endoloris au toucher, à la pression la plus légère. Contre cet état de souffrances, plus pénibles peut-être que les douleurs aiguës par l'immobilité prolongée à laquelle le sujet peut être condamné, au mépris de ses devoirs les plus impérieux, état toujours susceptible de s'aggraver, je prescris avec une confiance absolue :

1° A l'intérieur, **Calcarea carbonica** (au 10ᵉ), 6ᵉ et 12ᵉ triturations alternées, et à doses répétées, un grain tous les sept jours dissous dans une cuillerée d'eau, pris le matin à jeun, une heure avant le repas.

2° A l'extérieur, l'emploi de l'**Huile d'arnica,** comme il est indiqué plus tard.

§ II. **Goutte chronique.**

La Goutte chronique est primitive ou consécutive à la Goutte aiguë.

Elle a pour caractère de ne point provoquer de réaction fébrile, d'exister sans fièvre ; et c'est de là que lui vient le nom de Goutte atonique, froide. Ses symptômes diffèrent de ceux de la Goutte aiguë en ce que les douleurs sont moins vives et qu'elles se portent plus facilement d'une articulation à une autre, avec des douleurs sujettes à des exacerbations plus ou moins intenses, mais en général supportables ; les articulations malades sont tuméfiées, mais la peau qui les recouvre ne présente pas cette rougeur luisante qui mérite si bien d'être signalée dans la Goutte aiguë, et qui parfois est la source de la véritable indication.

La Goutte aiguë a une prédilection particulière pour l'articulation du gros orteil ; la Goutte chronique envahit indifféremment les petites et les grandes articulations, celles des pieds, des mains, des coudes, des genoux et des hanches.

Le siége de la douleur est ici particulièrement à noter, parce que le médicament devra varier autant de fois que la douleur affecte une articulation différente.

Les *petites* articulations des pieds et des mains (doigts et orteils) seront soulagées par **Sepia** (au 10ᵉ).

Les épaules, la nuque, appellent **Bryonia** (au 10ᵉ).

Les coudes et les avant-bras, **Acidum muriaticum** (au 10ᵉ).

Les genoux **Ledum palustre** (au 10ᵉ).

Les hanches, **Causticum** (au 10ᵉ).

Tous ces médicaments, dans leurs cas respectifs, seront donnés à la 30ᵉ dilution, en globules, à la dose de trois ou quatre dans huit cuillerées à bouche d'eau, une cuillerée toutes les quatre heures au plus. Dans les cas ordinaires, deux cuillerées par jour seront suffisantes.

Les articulations présentent à considérer autre chose que les douleurs qui les affectent. Tantôt elles sont, dans la Goutte chronique, pendant et après les douleurs, enflées et œdémateuses : tous ces gonflements, déterminés moins par l'afflux du sang que par celui des fluides blancs, lymphatiques, trouvent leur spécifique dans **Mercurius solubilis** (au 10ᵉ), quatre globules de la 18ᵉ, en solution dans huit cuillerées d'eau, unecuillerée matin et soir.

Tantôt les muscles qui avoisinent par leurs tendons les articulations malades éprouvent une tension, une contraction douloureuse ; deux médicaments sont ici indiqués comme pouvant exercer une action curative bien remarquable : **Natrum muriaticum** (au 10ᵉ), si la douleur existe du côté des muscles fléchisseurs, et **Plumbum metallicum** (au 10ᵉ), si, au contraire, les muscles extenseurs sont spécialement affectés : ces deux derniers médicaments seront pris par quatre globules de la 30ᵉ, en huit cuillerées d'eau, deux cuillerées par jour.

Enfin, j'ai signalé, dans la première partie de ce travail, les amas d'urate de soude et de chaux, qu'on désigne sous le nom de tophus ou concrétions tophacées. De la naissance de ces concrétions à l'ankylose des articulations, qui peut en être la conséquence dans les cas extrêmes, les points intermédiaires varient à l'infini, depuis la simple gêne jusqu'à la perte absolue des mouvements ; seulement, dès que ces concrétions paraissent, on doit se hâter de les combattre : on ne saurait trop tôt lutter contre leur développement, elles sont toujours la preuve d'une grande intensité dans l'infection profonde qui a présidé au développement de la maladie, et par leur présence elles sont une cause incessante de tourments qui aboutissent à l'infirmité absolue.

L'homœopathie possède des remèdes bien précieux, et sous l'influence desquels on a vu plus d'une fois disparaître presque complétement les *tophus*. Ces médicaments sont, en premier lieu : **calcarea carbonica** (au 10°), 6° trituration et 30° dilution; ensuite **Graphites** (au 10°), 24°; **Lycopodium** (au 10°), 30°; **Carbo vegetabilis** (au 10°), 30°, et d'autres encore. Mais comme ces médicaments ont une durée d'action fort longue, qu'ils ne sont utiles que dans ces genres et que dans ces cas, que l'intervention du médecin est toujours utile, indispensable, je ne m'étendrai pas sur leur emploi et sur les indications qui les commandent. L'utilité que je me propose d'offrir aux Goutteux par mon travail s'arrête à ces limites.

§ III. 3° Goutte anomale.

On appelle Goutte anomale celle qui, au lieu d'être fixée aux articulations, siége naturel et régulier de cette affection, porte son action et exerce ses ravages sur les organes plus importants, contenus dans les trois cavités, de la tête, de la poitrine et du ventre.

L'anomalie se présente aussi bien dans la Goutte aiguë que dans la Goutte chronique, avec cette différence capitale que, dans la Goutte aiguë, les organes intérieurs ne sont jamais entrepris que par accident, à la suite d'une rétrocession du mal local; tandis que dans la Goutte chronique anomale, c'est par exception que les douleurs articulaires apparaissent, et encore sont-elles légères et de peu de durée.

La science est plus efficace pour prévenir la rétrocession de la Goutte aiguë que pour guérir la Goutte une fois répercutée ; et cela se comprend aisément : le cœur et son enveloppe sont les points de prédilection de la Goutte rentrée. Or, ici l'importance des organes compromis est telle, que la gravité est immédiate, et presque toujours, dès son début, au-dessus des ressources de l'art; de ce fait, il faut tirer cette conséquence pratique, que, dans une attaque de Goutte aiguë, la première de toutes les indications est d'épargner au malade toute pratique excentrique et toute imprudence capable de chasser brusquement le mal du point où il est momentanément fixé. — Je condamne, pour mon compte, d'une manière absolue, l'*eau froide*, les *cataplasmes avec ou sans laudanum*, les *applications astringentes*, et en général tout ce qui est susceptible de refouler l'action vitale du dehors au dedans. Je sollicite, au contraire, et j'appelle de tous mes vœux une chaleur habitueuse, sous l'influence de laquelle il s'opère toujours un bienfait de nature, un mouvement d'expansion de dedans en dehors. Cette pratique est plus surannée, mais elle est plus sage, parce qu'elle est plus conforme aux leçons de l'expérience.

Toutes les fois qu'un Goutteux est placé dans un milieu convenable et qu'il reçoit les soins les plus vulgaires que réclame sa position, la rétrocession de la Goutte aiguë est peu à craindre; il arrive très-rarement que la Goutte, une fois développée à l'extérieur, quitte spontanément et sans le secours d'un accident son siége favori pour se jeter sur des organes intérieurs.

Cependant, il est une forme de Goutte aiguë qui prédispose à ce triste accident, c'est la Goutte vague, errative, celle dans laquelle les douleurs articulaires passent rapidement d'un point à un autre. La mobilité est ici un sujet sérieux de crainte, et contre elle je recommande spécialement **Pulsatilla** (au 10ᵉ), quatre globules dans huit cuillerées d'eau, prendre toutes les quatre heures une cuillerée.

Les anomalies de la Goutte chronique sont bien autrement communes, et parce qu'elles n'ont pas la foudroyante intensité de la Goutte aiguë *rentrée*, elles n'en sont pas moins dignes de notre attention ; je dis plus, celles-là surtout méritent de nous occuper plus longtemps, parce que la marche qui les affecte et la durée dont elles sont susceptibles nous permettent plus sûrement d'agir sur elles avec des chances favorables.

Les formes morbides que la Goutte anomale, chronique, est susceptible de revêtir sont variées à l'infini. On ne pourra jamais imaginer un tableau de symptômes qui ne puisse être le produit de la Goutte, et on ne citera pas un trouble fonctionnel qui ne puisse lui échapper.

La Goutte peut se porter à la tête, et il en résulte de la céphalalgie, des vertiges, de la surdité, la perte de la mémoire, l'affaiblissement des facultés, le regard fixe et comme inanimé.

I. La *céphalalgie*, chez les Goutteux, sera combattue par **Bryonia** (au 10ᵉ), 6ᵉ, si la douleur est limitée au front, avec plénitude et sensation en se baissant, comme si tout allait sortir par le front; si la douleur occupe l'occiput, ou la partie supérieure de la tête : **Causticum** (au 10ᵉ), 30ᵉ.

Les *vertiges* existent seuls indépendants de tout autre désordre fonctionnel; la face est seulement rouge, la vue parfois obscurcie, **Arnica** (au 10ᵉ), 6ᵉ, est alors le remède ; et si les vertiges existent semblablement avec une répugnance pour les aliments, langue chargée, nausées et régurgitation des aliments, il faut recourir à **Mantionium crudum** (au 10ᵉ), 12ᵉ.

La *dureté de l'ouïe*, si fréquente chez les Goutteux, est ordinairement accompagnée de bourdonnements et de bruissements dans les oreilles ; on a vu le **Causticum** (au 10ᵉ), 30ᵉ, favorable dans une foule de cas.

Enfin, pour ce qui regarde la Goutte *portée à la tête*, il reste à considérer la lésion la plus grave et la plus affligeante, celle qui se révèle par la diminution de la mémoire et de toutes les facultés intellectuelles. Le **Guaiacum** (au 10ᵉ), 12ᵉ, est ici merveilleusement indiqué ; on l'a vu souvent ramener à la vie de pauvres intelligences perdues.

II. La Goutte peut se porter sur l'*estomac* et produire d'une manière persistante une dyspepsie qui se distingue de toutes les autres par la production incessante de flatuosités inodores, c'est la dyspepsie de l'**Antimonium crudum** (au 10ᵉ), 12ᵉ ; à moins de particularités spéciales, c'est ce médicament qui devra être choisi de préférence.

Les *reins* sont, après la tête et l'estomac, les organes intérieurs que la Goutte anomale frappe de préférence. C'était là, en effet, une porte naturellement ouverte aux concrétions, aux calculs que la Goutte n'a que trop de tendance à produire ; il n'est pas de médecin qui n'ait vu la néphrite calculeuse marcher de pair avec la Goutte, et pas de Goutteux qui n'ait appris à interroger ses urines par suite de longues souffrances du côté des reins.

Le **Lycopodium** (au 10ᵉ), 30ᵉ, est le modificateur le plus puissant de la néphrite calculeuse ; ce médicament offre ceci de particulier, qu'il ne doit être répété qu'à de longues distances ; sa durée d'action est fort longue, et, pour ne pas troubler la réaction salutaire qu'il provoque, besoin est de n'y revenir qu'après six semaines environ.

Du colchique.

LES DANGERS DE SON EMPLOI.

Le Colchique (**Colchicum automnale**) n'est point une nouveauté dans le traitement de la Goutte, l'empirisme l'y a fait entrer il y a longtemps ; des succès apparents firent sa réputation, et la spéculation intéressée s'obstine à le recommander, sans tenir compte ni de ses insuccès nombreux, ni des catastrophes qu'il amène trop souvent à sa suite.

La vérité est que c'est un médicament dangereux, et que, dans l'état actuel de nos connaissances, on ne saurait trop se méfier de lui.

1° Pour être prescrit avec certitude dans le traitement d'une maladie, tout médicament a préalablement besoin d'être étudié avec soin dans ses effets pathogénésiques; or, la pathogénésie du Colchique est encore à faire, nous n'avons sur elle que des données fort incomplètes et peut-être inexactes; donc l'école homœopathique en est encore à se demander le parti qu'elle pourra tirer du Colchique : c'est une étude à faire, une vérité à chercher, nul ne sait encore les indications précises que le Colchique est appelé à remplir.

2° A doses massives, le Colchique a été employé avec excès dans le traitement de la Goutte, et l'expérience a parlé.

J'ai pris moi-même du Colchique, j'ai consulté à ce sujet grand nombre de médecins praticiens, j'ai interrogé une foule de malades qui, cédant à l'entraînement, avaient pris du Colchique à diverses reprises et sous toutes les formes, et de toutes ces observations, de tous ces renseignements, il résulte pour moi ce fait, à savoir : que sous l'influence du Colchique, les douleurs de la Goutte perdent quelquefois de leur intensité, c'est vrai, mais cette atténuation passagère de la douleur est largement compensée par une chronicité anticipée et par les périls d'une métastase qui peut se faire attendre, mais qui manque rarement d'arriver.

Nul médicament ne peut arriver que par la voie de spécificité à effacer promptement, sûrement et sans danger les symptômes d'une maladie. S'il arrive à donner un soulagement immédiat par une action perturbatrice et non spécifique, tout est à redouter, et c'est le cas du Colchique dans la Goutte. Avec une Goutte normale qui frappe régulièrement les articulations, quand même on serait dénué de toutes ressources thérapeutiques, on pourrait encore arriver à prolonger longtemps son existence; avec une Goutte anomale, on succombe avec la rapidité de l'éclair, et au moment où on s'y attend le moins.

C'est précisément parce que le Colchique amène toujours à sa suite une Goutte anomale, que je le proscris impitoyablement, et ce que je dis du Colchique, il faut l'appliquer à tous ces sirops électuaires, pilules, etc., etc., qui sont prônés comme des panacées merveilleuses et qui, en définitive, conduisent aux plus amères déceptions. Qu'on le dise ou non, c'est le Colchique qui forme la base de toutes ces préparations devenues populaires à force de réclames, et que je ne nommerai pas, puisque je les ai toutes stigmatisées déjà au nom de l'expé-rience.

Huile d'arnica.

Il est un fait avéré par l'expérience de chacun, qui ne saurait être contesté par personne, et que trop souvent on oublie : toutes les fois que l'on dispose contre une maladie d'un médicament bien choisi, il y a avantages réels, certains, incontestables à appliquer le plus immédiatement possible sur la partie souffrante le médicament qui est appliqué à l'intérieur pour combattre la maladie elle-même.

Exemples. — Une fistule étant donnée, **Silicea** en est le médicament; des injections avec silice sont utiles en même temps que **Silicca** sera administré à l'intérieur. — **Pulsatilla** dans le rhume de cerveau, **Euphrasia** contre les conjonctivités, **Thuia** contre les verrues, **Teucrium marum** contre les polypes du nez, l'**Arnica** lui-même dans le traitement des maladies chirurgicales, sont autant de preuves de l'efficacité de l'application directe des médicaments sur le siége même de la maladie. — Pourquoi ne pas recourir à cette application directe du médicament dans une maladie aussi douloureuse que la Goutte, quand le bienfait est immédiat ?

L'Arnica est, de tous les médicaments usités dans le traitement interne de la Goutte, le plus généralement utile, car il répond aux symptômes les plus communs, les plus universellement observés : on a pu s'en convaincre à l'examen des caractères distinctifs propres à ce médicament, et que j'ai dû signaler pour mettre mieux en saillie les indications qu'il est appelé à remplir.

L'Arnica, dans sa sphère d'action, embrasse également l'état aigu et l'état chronique ; il est aussi justement approprié au gonflement chaud, douloureux des articulations, qu'à la douleur de meurtrissure : la sensibilité exaltée de la peau avec rougeur ensuite est modifiée par lui d'une manière tout aussi heureuse que le simple tiraillement aigu ou la sensation de paralysie. Donc il n'y avait pas à hésiter, c'est l'**Arnica** qu'il fallait choisir entre tous pour l'appliquer en topique, contre les souffrances aiguës ou chroniques de la Goutte.

Fallait-il s'en tenir à l'**Arnica** dissous dans l'eau ? Mais instinctivement les Goutteux répugnent à des applications froides et humides, et ils ont raison : ce pourrait être trop facilement une occasion de répercussion. Pour parer à ce grave inconvénient, j'ai songé à donner à l'**Arnica** un véhicule qui, doué par lui-même de propriétés adoucissantes, conservait en outre dans toute son intégrité l'action curative du médicament.

J'ai résolu le problème par la préparation de l'**Huile d'arnica**.

L'**Huile d'arnica** n'offre aucun des inconvénients que l'on est en droit de reprocher aux topiques réfrigérants, styptiques ou opiacés ; son action , toujours bienfaisante, est suffisamment indiquée par la nature du principe actif qu'elle renferme, et qui a été choisi parmi les remèdes les plus efficaces de la Goutte ; elle est d'une application facile, et son usage peut être recommandé dans tous les cas. Ou c'est l'**Arnica** lui-même qui a été choisi pour être administré à l'intérieur, et alors l'action locale devient confirmatrice de l'action générale que l'on se propose de provoquer ; ou c'est un autre remède de ceux indiqués qui a dû être préféré ; mais comme il y a entre tous ces remèdes et l'**Arnica** un lien de parenté très-rapproché, on est toujours assuré de trouver dans l'**Huile d'arnica** un auxiliaire puissant qui sert de complément au remède principal, sans courir le risque de l'antidoter jamais.

L'**Huile d'arnica** sera également utile dans la Goutte aiguë et dans la Goutte chronique ; je l'ai prouvé surabondamment : il ne me reste plus qu'à indiquer le mode d'application.

Dans la Goutte chronique, avec ou sans gonflement, avec ou sans contracture des muscles, s'il n'y a pas aggravation sensible au toucher, on fera avec avantage des frictions avec cette huile trois fois par jour, en ayant soin de tenir nuit et jour la partie malade enveloppée d'une flanelle imbibée de cette huile.

Dans la Goutte aiguë, on s'abstiendra de friction et on appliquera cette huile légèrement à l'aide d'un pinceau ou de la barbe d'une plume ; le contact de cette huile suffira, dans le plus grand nombre de cas, pour produire sur-le-champ une amélioration notable ; on fixera l'huile sur la peau avec du coton ou de la flanelle.

La quantité à employer ne reconnaît d'autres limites que celles de la surface qu'occupent la douleur, la rougeur et le gonflement.

RÉSUMÉ.

J'ai voulu être utile, mes prétentions ne vont pas au delà. Pour arriver sûrement à mon but, il me fallait être clair, précis et accessible à tout le monde. Je sais très-bien que je n'ai pas tout dit sur la Goutte, et, à l'aide d'une érudition facile, j'aurais pu ajouter bien des pages encore à celles-ci;

mais, je le répète, je n'ai voulu qu'être utile. Ai-je réussi? J'ose l'espérer, car j'ai donné en peu de mots la substance de tout ce qu'il est nécessaire de connaître, et sur la maladie et sur les médicaments. Rien n'est plus facile, aux malades surtout, que de saisir la raison sur laquelle je me fonde pour appliquer à un cas donné tel ou tel médicament ; donc, rien n'est plus facile aussi que de se faire à soi-même cette application.

C'est assez pour justifier le titre que je donne à mon travail. En m'élevant à des considérations plus multipliées, j'aurais couru le risque de me montrer pour les malades insaisissable, et pour les savants insuffisant.

J'ai mesuré mon vol à la portée de mes ailes.

LAUDANDA VOLUNTAS !

FIN.

TABLE

PREMIÈRE PARTIE.

FIN DE LA TABLE.

LAGNY. — Typographie de A. VARIGAULT.

www.ingramcontent.com/pod-product-compliance
Lightning Source LLC
LaVergne TN
LVHW021038050726
842519LV00003B/909